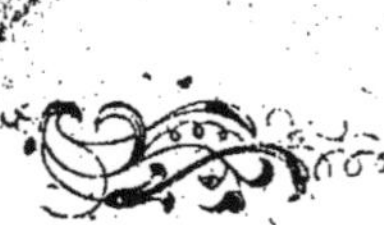

LETTRES

PHILOSOPHIQUES ET HISTORIQUES

SUR

LA MÉDECINE

AU DIX-NEUVIÈME SIÈCLE

PAR

Le Docteur P. V. RENOUARD.

TROISIÈME ÉDITION CORRIGÉE ET CONSIDÉRABLEMENT AUGMENTÉE.

PARIS

J. B. BAILLIÈRE et FILS,

LIBRAIRES DE L'ACADÉMIE IMPÉRIALE DE MÉDECINE,

rue Hautefeuille, 19.

LONDRES	NEW-YORK
HIPP. BAILLIÈRE, 219, REGENT-STREET.	BAILLIÈRE BROTHERS, 440, BROADWAY.

MADRID, C. BAILLY-BAILLIÈRE, PLAZA DEL PRINCIPE ALFONSO, 16.

1861

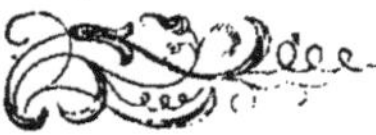

LETTRES

SUR

LA MÉDECINE

AU DIX-NEUVIÈME SIÈCLE.

PRÉFACE DE LA TROISIÈME ÉDITION

A M. LE Dr AMÉDÉE LATOUR

RÉDACTEUR EN CHEF DE L'*UNION MÉDICALE*.

Paris, 1er juin 1861.

TRÈS-HONORÉ ET CHER CONFRÈRE,

Il y a une douzaine d'années, vous avez donné une série de feuilletons sous le titre de *Lettres philosophiques et historiques sur la médecine au XIXe siècle.* Ces feuilles légères ont assez bien fait leur chemin dans le monde, puisqu'en sus de la publicité qu'elles avaient obtenue dans votre très-estimé et très-estimable journal, elles ont eu deux éditions françaises sans compter une édition en anglais, à Cincinnati (États-Unis d'Amérique).

Aujourd'hui je vais publier une troisième édition française, augmentée de deux nouvelles lettres, qui seront la dixième et la onzième ; et, comme vous avez fait à celles-ci le même accueil qu'à leurs aînées, cela me donne l'espérance que le public se montrera aussi bienveillant pour elles.

Dans la Xe Lettre, je passe en revue les principales doctrines médicales (le vitalisme et l'organicisme), qui ont régné durant la dernière période décennale. Je démontre qu'aucune d'elles ne peut servir de base à la thérapeutique, et je fais entendre à l'Académie que les digressions théoriques qui s'élèvent si fréquemment dans son sein n'ont jamais abouti et ne sauraient jamais aboutir à un résultat utile, parce qu'elles sont en dehors de l'objet en question, que cet objet soit le traitement de la variole, le nervosisme, le perchlorure de fer, la congestion cérébrale apoplectiforme, ou etc.

Dans la XIe lettre, je cherche quels sont les principes philosophiques qu'on enseigne dans les trois Facultés de médecine de France, et je constate : à Paris, l'absence d'une doctrine dominante ou l'anarchie inclinant vers l'organicisme ; à Montpellier, le vitalisme hippocratique de Barthez et de ses continuateurs ; à Strasbourg, l'empirisme déguisé sous le nom d'éclectisme, adoptant pour devise : *sancta simplicitas! éternel bon sens* (1) !

Je dois mentionner aussi quelques autres additions et quelques corrections peu importantes qui ne changent rien au fond des idées.

Agréez.....

(1) C'est l'épigraphe du livre de Forget, intitulé : *Principes de thérapeutique générale et spéciale* ou *Nouveaux Éléments de l'art ae guérir*. Paris, 1860, in-8.

TABLE ANALYTIQUE.

Les critiques les plus amères qui aient été lancées contre la médecine sont sorties de la plume des médecins. — École de Paris. — École de Montpellier. — École italienne. — Parallèle des doctrines anglaise, française, italienne. — École allemande. — Conclusion : il ne faut pas s'étonner qu'il y ait tant de sceptiques en médecine, quand on voit les pères de la science se déchaîner ainsi contre elle.

Importance de cette question. — But final de la médecine : tout, dans cette science, se rapporte ou doit se rapporter à la thérapeutique. — Le criterium suprême et infaillible de l'art de guérir, c'est l'épreuve thérapeutique. — *Axiome universel :* toute médication qui a guéri une maladie doit guérir également les maladies analogues à la première. — L'application rationnelle de cet axiome repose sur trois conditions indispensables : l'homogénéité des maladies, l'identité des moyens curatifs, la connaissance du traitement le mieux approprié à chaque espèce morbide. — Conclusion : la médecine a été de tout temps en possession d'un principe et d'une méthode sûrs de développement.

Elles sont renfermées dans cet aphorisme : L'art est long, la vie courte, l'expérience trompeuse, le jugement difficile. — Conséquence de cette révolution scientifique : naissance des systèmes physio-pathologiques. — Conclusion : de là, les sectes diverses de médecins.

État actuel de la science relativement à cette question : la plupart des auteurs modernes disent oui, d'autres oui et non; quelques-uns disent non. Tous affirment; aucun ne prouve. — Axiomes philosophiques devant servir à la solution de ce problème. — Réponse à la question posée en tête de cette Lettre: non, la physiologie pathologique ne peut être, dans aucun cas, le fondement direct et immédiat de la thérapeutique. — Exemples et preuves à l'appui de cette réponse. — Conclusion : ainsi se trouve confirmé cet aphorisme de notre seconde Lettre : l'épreuve clinique est le criterium suprême de la vérité en médecine.

Origine du nouvel éclectisme en médecine, qu'il ne faut pas confondre avec l'éclectisme en philosophie. — De l'éclectisme en pathologie. — De l'éclectisme en thérapeutique. — Conclusion : l'éclectisme en médecine est une doctrine essentiellement vague, mobile, et qui manque de base.

Les progrès de cette doctrine nous imposent l'obligation de la prendre au sérieux. — La philosophie de Hahnemann est le sensitisme le plus absolu; sa physiologie et sa pathologie nous ramènent à l'empirisme le plus grossier, le plus étroit. — Son principe universel de thérapeutique, la loi des semblables, est fondée sur les analogies les plus éloignées et les plus fausses. Cet auteur promet sans cesse des observations cliniques, et n'en fournit aucune d'authentique. L'école spécificienne, ayant soumis les théorèmes de Hahnemann à l'épreuve de l'expérience, les a trouvés tous faux ou hasardés. — Conclusion : la doctrine homœopathique offre le plus bizarre assemblage d'assertions dénuées de preuves, d'audacieux paradoxes, de contradictions flagrantes; en un mot, c'est comme un défi porté à la crédulité humaine. L'isopathie issue de la théorie homœopathique est le dernier degré de l'aberration humaine.

État actuel de cette partie de la science. — Nouvelle classification des méthodes thérapeutiques. La méthode synthétique, la plus parfaite de toutes, est aveuglément traitée d'irrationnelle. Méthode analytique. Parallèles de ces deux méthodes. Méthode expectante, nommée improprement naturelle. Méthodes secondaires. — Application de notre théorie des méthodes curatives à divers exemples. — Classification et dénomination des médicaments. — Conclusion : l'empiri-méthodisme est le seul de tous les systèmes de médecine qui réunisse sous un seul principe et embrasse dans un même plan toute la thérapeutique interne et externe.

1re Objection : la thérapeutique n'est et ne peut être qu'une déduction des idées qu'on s'est faites sur la *nature* des maladies ; car, comment traiter une maladie qu'on ne connait pas? — 2e Objection : l'exclusion absolue des théories pathologiques est chose impossible ; d'où il suit qu'une doctrine qui s'appuie sur cette exclusion, repose sur une impossibilité.— 3e Objection : la pratique médicale dépourvue de théorie et de raisonnement n'est qu'un tâtonnement sans fin.

Convenance de cette recherche. Division du sujet de cette Lettre en deux parties. — *Première partie.* Résumé historique des opinions émises par les philosophes sur l'origine des idées, et sur leurs divers modes de développement. — Période antique. — Période moyenne. — Période moderne : renaissance de la philosophie. Sensitisme de Bacon, Locke, Condillac et autres. Rationalisme de Descartes, Leibnitz, Kant, Fitche et Schelling. Le sens commun et le sentiment considérés comme moyens de connaissance. L'école écossaise. L'éclectisme philosophique de nos jours. — *Deuxième partie.* Examen critique et dogmatique des divers systèmes mentionnés ci-dessus. — L'instinct, principe du sentiment et du sens commun, n'est pas une faculté philosophique, c'est-à-dire perfectible. La sensation, principe de l'expérience, est la source de toutes les sciences physiques, de tous les arts et métiers. La réflexion ou la conscience, principe de la raison pure, est la caractéristique de l'espèce humaine, la source de toutes les connaissances supra-sensibles ou *à priori*. Mon dogmatisme éclectique. Pourquoi les théorèmes mathématiques s'imposent à notre conviction avec une force irrésistible. — Classement de la médecine dans un système complet des connaissances humaines. Emploi de l'hypothèse en médecine. De la certitude en médecine. — Post-scriptum du mois de février 1857.

Ni la conception pathologique du vitalisme, ni la conception pathologique de l'organicisme ne peuvent servir de base à la thérapeutique. L'idée ou la représentation mentale d'une maladie ne contient jamais l'idée ou l'indication du remède qui doit la guérir. L'empirisme raisonné ou l'empiri-méthodisme véritable théorie médicale, opinion de la commission acadé-mique sur cette théorie ; résumé de la discussion qui s'est élevée à ce sujet.

La Faculté de Paris offre le même spectacle que l'Académie : toutes les doctrines y ont des représentants, aucune n'y est dominante. — A Montpellier, le vitalisme duodynamique règne souverainement, associé à une théorie élémentaire un peu nébuleuse. — A Strasbourg, la théorie des éléments pa-thologiques est plus nette, plus pratique ; mais elle y est exagérée, exclu-sive, à tel point qu'on méconnaît l'unité morbide.

FIN DE LA TABLE ANALYTIQUE.

MESNIL et PELLAGOT, revue par l'auteur. Paris, 1861. 1 vol. in-8 d'environ 600 pages avec figures intercalées dans le texte.

Manuel d'électrothérapie. Exposé pratique et critique des applications de l'électricité à la médecine et à la chirurgie, par le docteur Auguste TRIPIER. Paris, 1861. 1 vol. in-18 jésus de 624 pages avec 100 figures intercalées dans le texte.. 6 fr.

Hygiène des ouvriers mineurs dans les exploitations houillères, par le docteur RIEMBAULT, médecin de l'Hôtel-Dieu de Saint-Étienne. Paris, 1861. In-8 de 320 pages.. 4 fr. 50

Traité des maladies des Européens dans les pays chauds (régions tropicales), climatologie, maladies endémiques, par le docteur A. F. DUTROULAU, médecin en chef de la marine (en retraite). Paris, 1861. 1 volume in-8 de 608 pages.. 8 fr.

Histoire médicale de la flotte française dans la mer Noire pendant la guerre de Crimée, par le docteur A. MARROIN, médecin en chef de cette flotte, médecin en chef de la marine. Paris, 1861. In-8 de 220 pages....... 3 fr. 50

Dictionnaire général des eaux minérales et d'hydrologie médicale, comprenant la Géographie et les stations thermales, la pathologie thérapeutique, la chimie analytique, l'histoire naturelle, l'aménagement des sources, l'administration thermale, etc., par MM. DURAND-FARDEL, inspecteur des sources d'Hauterive à Vichy, secrétaire général de la Société d'hydrologie médicale de Paris, chevalier de la Légion d'honneur, E. LE BRET, inspecteur des eaux minérales de Baréges, vice-président de la Société de biologie, J. LEFORT, pharmacien, membre de la Société d'hydrologie médicale de Paris, avec la collaboration de M. Jules FRANÇOIS, ingénieur en chef des mines, pour les applications de la science de l'ingénieur à l'hydrologie médicale. Paris, 1860. 2 forts vol. in-8, ensemble 1696 pages, avec 13 figures intercalées dans le texte........ 20 fr.

Éléments de botanique médicale, contenant la description des végétaux utiles à la médecine et des espèces nuisibles à l'homme, vénéneuses ou parasites, précédée de considérations sur l'organisation et la classification des végétaux, par MOQUIN-TANDON, professeur d'histoire naturelle médicale à la Faculté de médecine de Paris, membre de l'Institut. Paris, 1861. 1 vol. in-18 jésus avec 128 figures intercalées dans le texte.................................... 6 fr.

Du Typhus épidémique et histoire médicale des épidémies de typhus observées au bagne de Toulon en 1855 et en 1856, par le docteur A. M. BARRALLIER, professeur de Pathologie médicale à l'École de médecine navale du port de Toulon, second médecin en chef de la marine. Paris, 1861. In-8 de 350 pages.... 5 fr.

Physiologie et pathologie fonctionnelle de la vision binoculaire, suivie d'un aperçu sur l'appropriation de tous les instruments d'optique à la vision avec les deux yeux, l'ophthalmoscopie et la stéréoscopie, par le docteur F. GIRAUD-TEULON, ancien élève de l'École polytechnique. Paris, 1861. 1 vol. in-8 de 600 pages avec 114 figures intercalées dans le texte............ 9 fr.

Dictionnaire de diagnostic médical et de séméiologie, comprenant le diagnostic raisonné de chaque maladie, l'étude du diagnostic par organe et par région, et l'exposé des signes et des méthodes d'exploration, par le docteur E. J. WOILLEZ, médecin des hôpitaux. Paris, 1862. 1 vol. in-8 d'environ 900 pages.

Clinique chirurgicale. Mémoires de chirurgie pratique par le docteur VOILLEMIER, chirurgien de l'hôpital Lariboisière. In-8 de 500 pages avec planches.

Galvanothérapie, ou De l'application du courant galvanique constant au traitement des maladies nerveuses et musculaires, par le docteur Rob. REMAK, professeur extraordinaire à la Faculté de médecine de l'université de Berlin. Traduit par le docteur Alphonse MORPAIN, avec les additions de l'auteur. Paris, 1860. 1 vol. in-8, xx-467 pages.. 7 fr.

Méthode pratique de laryngoscopie, par le docteur L. TURCK, médecin en chef de l'hôpital général de Vienne. Édition française publiée avec le concours de l'auteur. In-8, 124 pages avec 1 pl. lithographiée et 29 fig. 3 fr. 50

De la galvanisation par l'influence, appliquée au traitement des déviations de la colonne vertébrale, des maladies de la poitrine, des abaissements de l'utérus, etc., par le docteur J. SEILER (de Genève). Paris, 1860. In-8 de 160 pages avec 5 figures intercalées dans le texte........................... 3 fr.

Traité pratique d'hygiène industrielle et administrative, comprenant l'étude des établissements insalubres, dangereux et incommodes, par le docteur Maxime VERNOIS, médecin consultant de l'Empereur, membre titulaire et vice-président du conseil d'hygiène publique et de salubrité de la Seine, médecin de l'hôpital Necker, officier de la Légion d'honneur. Paris, 1860. 2 vol. in-8.. 16 fr.

LETTRES

PHILOSOPHIQUES ET HISTORIQUES

SUR LA MÉDECINE

AU DIX-NEUVIÈME SIÈCLE.

PREMIÈRE LETTRE.

LA MÉDECINE JUGÉE PAR LES MÉDECINS.

Vous le savez, mon cher et très-honoré confrère, et c'est une chose vulgairement connue : de tout temps la médecine et les médecins ont fourni ample matière aux railleurs ; poëtes, philosophes, romanciers, écrivains de tout genre, ont, à l'envi, exercé leur verve satirique sur cet inépuisable sujet. Mais ce qu'on ignore généralement, ce à quoi peu de personnes ont sans doute fait attention, ce qui paraîtra bizarre au plus grand nombre, c'est que les critiques les plus amères qui aient été lancées contre la science médicale et ceux qui la cultivent sont sorties de la plume de médecins.

Pas n'est besoin, pour fonder ma proposition, de remonter jusqu'au tableau si sombre que Galien traçait du charlatanisme, de l'ignorance et de l'avidité de ses confrères de Rome ; ni de rappeler les grosses facéties d'un Corneille Agrippa, non plus que les sarcasmes d'un Gui Patin (1).

---

(1) *Lettres de Gui Patin,* nouvelle édition, augmentée de lettres inédites, précédées d'une notice biographique, accompagnée de remarques scientifiques, historiques, philosophiques et littéraires, par Réveillé-Parise. Paris, 1846, 3 volumes.

Nous tous, miliciens d'Esculape, nous faisons assez bon marché des opinions et des travers de nos devanciers. Les peintures aussi fines que bouffonnes de Molière sur les médecins de son époque nous touchent peu, persuadés que nous sommes de n'avoir aucune ressemblance avec les originaux qu'il mettait en scène. Quoiqu'un laps de deux siècles à peine nous sépare de cette époque, nous nous croyons à une distance infinie des erreurs et des ridicules que le grand comique poursuivait de ses traits, tant la science et l'art nous semblent avoir fait de progrès.

Ainsi donc je n'irai pas chercher les preuves du fait que j'ai avancé dans les auteurs un peu anciens, dont on pourrait récuser l'autorité ; je les prendrai dans les écrits les plus récents, afin d'établir jusqu'à l'évidence la vérité de cette proposition, que, de nos jours, de même qu'autrefois, la pratique et la science médicales n'ont pas eu de juges plus sévères que les médecins.

§ I. — École de Paris.

Au commencement de notre siècle Bichat écrivait ce qui suit :

« Il n'y a point eu, en matière médicale, de systèmes généraux ; mais cette science a été tour à tour influencée par ceux qui ont dominé en médecine ; chacun a reflué sur elle, si je puis m'exprimer ainsi. De là le vague, l'incertitude qu'elle nous présente aujourd'hui. Incohérent assemblage d'opinions elles-mêmes incohérentes, elle est peut-être, de toutes les sciences physiologiques, celle où se peignent le mieux les travers de l'esprit humain : que dis-je ? ce n'est point une science pour un esprit méthodique, c'est un ensemble informe d'idées inexactes, d'observations souvent puériles, de moyens illusoires, de formules aussi bizarrement conçues que fastidieusement assemblées. On dit que la pratique de la médecine est rebutante ; je dis plus : elle n'est pas, sous certain transports, celle d'un homme raisonnable, quand on en puise les principes dans la plupart de nos matières médicales. Otez les médicaments dont l'effet est de stricte observation, comme les évacuants, les diurétiques, les sialagogues, les antispasmodiques, etc., ceux par conséquent qui agissent sur une fonction déterminée, que sont nos connaissances sur les autres (1)? »

J'ai cité ce passage en entier, malgré sa longueur: 1° parce qu'il renferme toute la pensée d'un homme de génie, d'un habile expérimentateur, dont les idées et les découvertes ont exercé une influence capitale sur la direction des études médicales en France; 2° parce qu'il indique avec précision le vice originel, radical, des dénominations usitées en thérapeutique ; 3° enfin, parce qu'il montre, quoiqu'un peu vaguement, la route qu'il faudrait suivre pour arriver à une meilleure nomenclature en matière médicale et à des notions plus saines : « Otez les médicaments dont l'effet est de stricte observation, comme les évacuants, les diurétiques, les sialagogues, etc., ceux par conséquent qui agissent sur une fonction déterminée, que sont nos connaissances sur les autres? »

A quelques années de là, un médecin, nourri des idées physiologiques de Bichat, de la philosophie de Condillac et de Cabanis, et formé à l'observation des maladies par une longue pratique dans les armées et dans les hôpitaux, traçait le tableau suivant des effets de la médecine: « Que l'on reporte, disait-il, ses regards en arrière ; qu'on se rappelle tout ce que nous avons dit des vices de la pratique médicale ; qu'on se figure dans toutes les parties du monde civilisé des légions de médecins qui ne soupçonnent pas même l'existence des inflammations gastriques, ni l'influence de ces phlegmasies sur le reste des organes ; qu'on se les représente versant à

____

(1) Bichat, *Anatomie générale.* Considérations générales. — § 2. Des propriétés vitales et de leur influence sur tous les phénomènes des sciences physiologiques. Édit. de M. Maingault. — Paris, 1818, tome I, page 9.

flots des vomitifs, des purgatifs, des remèdes échauffants, du vin, de l'alcool, des liqueurs imprégnées de bitume et de phosphore sur la surface sensible des estomacs phlogosés ; que l'on contemple les suites de cette torture médicale, les agitations, les tremblements, les convulsions, les délires frénétiques, les cris de douleur, les physionomies grimaçantes, hideuses, le souffle brûlant de tous ces infortunés qui sollicitent une goutte d'eau pour étancher la soif qui les dévore, sans pouvoir obtenir autre chose qu'une nouvelle dose du poison qui les a réduits à ce cruel état ;... et que l'on prononce ensuite si la médecine a été jusqu'ici plus nuisible qu'utile à l'humanité. Je conviens qu'elle a rendu à l'être souffrant le service de lui offrir des consolations, en le berçant toujours d'un chimérique espoir ; mais il faut convenir qu'une pareille utilité est loin de la relever au milieu des autres sciences naturelles, puisqu'elle semble la placer sur la ligne de l'astrologie, de la superstition et de tous les genres de charlatanisme (1). »

Remerciez-moi, cher lecteur, car je vous ai fait grâce des deux tiers de ce tableau, dont les couleurs vont toujours se rembrunissant jusqu'à la fin. Ce que je vous en ai montré suffit pour vous faire comprendre que les épigrammes des philosophes et des poëtes sur les bévues des médecins et les pernicieux effets de leur art ne sont que de faibles silhouettes auprès de cette peinture si animée, si effrayante. Ce serait à dégoûter tous les cœurs honnêtes et sensibles d'une telle profession, si l'auteur n'avait mis le remède à côté du mal. Ce remède, vous l'entendez bien, n'est autre chose que sa doctrine, en faveur de laquelle, dit-il, les tables de mortalité ont déposé formellement, et qui *doit avoir prochainement sur la population une influence plus marquée que la découverte de la vaccine* (2).

____

(1) Broussais, *Examen des doctrines médicales.* Dernier chapitre, intitulé : De la certitude en médecine. Paris, 1821, page 827.

(2) *Ibid*, à la fin de la préface.

Nous verrons un peu plus loin comment, dans d'autres écoles, on appréciait et l'on apprécie encore les résultats de la doctrine du Val-de-Grâce. Mais auparavant permettez-moi de consigner ici l'opinion d'un des sectateurs les plus éminents de cette doctrine, aujourd'hui professeur distingué de la Faculté de Paris. Celui-ci, après avoir rapporté les incriminations de Pinel, de Bichat et d'autres sur la pratique de la médecine, ajoute : « Considérées d'une manière générale et absolue, ces sentences sont peut-être trop sévères ; en effet, il est un certain nombre de maladies dont la thérapeutique a déjà depuis longtemps acquis un haut degré de certitude et de précision. Mais il est très-vrai que les reproches indiqués s'appliquent, dans toute leur sévérité, à plusieurs points de la thérapeutique (1). »

M. Bouillaud n'est pas optimiste, tant s'en faut, dans les jugements qu'il porte sur les idées et la pratique de ses prédécesseurs ; cependant nous devons le louer d'avoir évité les exagérations de son maître à cet égard. Il s'étonne de rencontrer une foule de gens du monde, et même quelques confrères, qui lui demandent tout bas à l'oreille, et de bonne foi, s'il croit à la thérapeutique. « Selon eux, dit-il, la médecine devrait être, jusqu'à un certain point, assimilée à la science de ces augures qui ne pouvaient se regarder sans rire (2). » M. Bouillaud devrait bien plutôt s'étonner qu'après les déclamations de tant d'illustres médecins contre cette science il y ait encore des gens assez crédules pour y ajouter foi, assez téméraires pour invoquer son secours. L'instinct qui porte l'homme à se confier aux prescriptions d'un art si décrié par ses propres adeptes serait-il un guide plus sûr, plus lucide, que les raisonnements de ses détracteurs ? C'est une question fort grave, fort difficile, dont nous ne pouvons encore aborder la solution.

(1) M. Bouillaud, *Essai sur la philosophie médicale*, Paris, 1836. Troisième partie, chapitre vi, art. 1er, page 205.

(2) *Id., ibidem.*

Passons à d'autres écoles, ou plutôt à d'autres sectes médicales.

A la fin du dernier siècle, Pinel déclare, dans la première édition de sa *Nosographie*, qu'il ne se propose pas d'autre problème que celui-ci : « Une maladie étant donnée, déterminer son vrai caractère et le rang qu'elle doit occuper dans un tableau nosologique (1). » C'est-à-dire qu'il laisse dans un plan reculé et comme en réserve les considérations relatives au traitement. Il n'ose émettre aucune proposition générale sur la thérapeutique, non qu'il méconnaisse l'extrême importance de cette branche de la science, mais parce qu'il la regarde comme trop peu avancée encore pour qu'on puisse l'embrasser par des généralités. La preuve que c'est bien là sa pensée, c'est que, vingt ans plus tard, dans une note de la sixième édition du même ouvrage, il déclare que « la thérapeutique ou le traitement méthodique des maladies est une des parties de la médecine qui doivent éprouver une réforme générale, et qu'on ne saurait trop inviter les vrais observateurs à en faire un objet sérieux de leurs recherches. »

M. Louis n'accuse pas seulement la thérapeutique d'être dans l'enfance, mais encore toutes les autres branches de la science médicale. « Les médecins de l'antiquité nous ont donné, dit-il, des descriptions très-incomplètes des maladies qu'ils ont observées; ils nous ont légué des préceptes de thérapeutique nombreux, mais dépourvus de preuves... Les médecins modernes n'ont guère été plus heureux. Cependant, parmi les médecins de l'antiquité, comme parmi ceux qui leur ont succédé jusqu'à nos jours, on compte des hommes illustres, d'une rare capacité, auxquels rien ne manquait, en apparence, de ce qu'il faut pour avancer la science, surtout depuis que l'anatomie pathologique a pu être cultivée sans entraves : comment donc se fait-il que la science leur doive si peu en général, et que son histoire ne soit, à beaucoup d'é-

____

(1) *Nosographie philosophique*, première édition, préface, page IV.

gards, que celle de leurs erreurs ou de leurs systèmes (1) ? »

M. Louis et M. Bouillaud attribuent surtout les erreurs des anciens aux vices, à l'imperfection de leurs méthodes dans l'examen des maladies. En conséquence, ils tracent chacun une formule ou un modèle d'observation clinique, auquel ils pensent qu'on doit se conformer pour éviter désormais les fautes, les bévues qu'ils reprochent à leurs devanciers. Ils insistent également sur la nécessité de compter les cas de guérison et ceux d'insuccès, pour apprécier la valeur des divers modes de traitement proposés dans chaque espèce de maladies. C'est une condition bien facile à remplir et qu'on aurait tort certainement d'omettre, quoiqu'elle n'ait pas toute l'importance que ces messieurs y attachent. Enfin, ils sont persuadés qu'en suivant les règles qu'ils prescrivent on doit marcher dorénavant d'un pas ferme dans la voie du progrès.

Il paraîtrait pourtant que ce n'est pas tout à fait l'avis des auteurs d'un *Traité de thérapeutique* publié quelques années plus tard ; car dans l'avertissement qui le précède on lit ce paragraphe : « Nous ne nous faisons pas l'illusion de croire que, dans un ouvrage de la nature de celui-ci, nous devons et nous pouvons désabuser une génération entière, qui, à notre avis, tourne le dos à la vérité, et qui, peut-être, doit marcher encore pendant quelque temps dans l'erreur, afin qu'épuisée, l'erreur s'éteigne dans ses propres conséquences (2). »

Ainsi, d'après ces derniers, non-seulement nous avons été jusqu'ici dans les ténèbres, mais nous y sommes encore, et nous sommes condamnés à y rester pendant un laps de temps indéfini. Que voulez-vous que fasse et que croie, après cela, le

(1) *De l'examen des maladies et de la recherche des faits généraux* (*in Mémoires de la Société médicale d'observation*. Paris, 1837, tome I, pages 1 et 2.)

(2) **MM. Trousseau et Pidoux,** *Traité de thérapeutique et de matière médicale,* deuxième édition, 1841. — Avertissement, page VIII.

Dans la troisième édition du même ouvrage, les auteurs donnent un résumé de leur doctrine. Nous parlerons dans une autre lettre de cet aperçu philosophique.

menu peuple des praticiens et des étudiants, quand ses insti-
tuteurs sont si peu d'accord entre eux, que chaque ouvrage qui
voit le jour renferme un blâme plus ou moins explicite contre
ceux qui l'ont précédé? N'est-il pas en droit, ce populaire médical, de s'écrier, en parodiant les vers d'un poëte contemporain, illustre à plus d'un titre :

> Ainsi, toujours poussés vers de nouveux systèmes,
> Ne pourrons-nous jamais jeter l'ancre un seul jour.

Encore si le désaccord que je signale entre les maîtres de
la science ne portait que sur de simples détails ; mais non, il
porte le plus souvent sur les principes mêmes qui constituent
la base de l'édifice scientifique. Chacun de ces législateurs de
la médecine n'aspire à rien moins qu'à élever son monument
idéal sur les ruines de ceux qui ont existé. On commence par
détruire, sauf à rebâtir ensuite, quand et comme on pourra.

§ II. — École de Montpellier.

Il est cependant des facultés de médecine, tant en France
qu'à l'étranger, où le culte des anciens est plus en honneur
qu'à Paris, où le respect pour la doctrine des grands maîtres
se transmet de génération en génération. A Montpellier, par
exemple, l'idée physiologique d'Hippocrate, élucidée et
agrandie par Barthez, constitue encore aujourd'hui le fond de
l'enseignement; et M. Lordat, l'un des professeurs les plus
distingués de cette école, a consacré un livre au développement et à la démonstration de cette même idée (1).

Ce n'est pas qu'il ne s'élève de temps en temps quelque
voix discordante au milieu de cette harmonie; mais, du moins,
si quelque hérésie se produit, elle ne déchire pas ostensiblement
la doctrine orthodoxe, elle adoucit, au contraire, elle voile

____

(1) M. Lordat, *Preuves de l'insénescence du sens intime de l'homme.*
— Montpellier, 1844.

son opposition sous des formes révérencielles. Ainsi l'historien de la doctrine médicale de Montpellier, après avoir énuméré les travaux de Barthez et payé un juste tribut d'éloges à son génie, se livre à une excellente critique de son système (1). Il va plus loin encore, il émet en divers lieux une maxime qui, si elle est vraie, renverse de fond en comble la doctrine médicale de Barthez et celle de tous ceux qui ont marché ou qui tenteraient de marcher dans la même voie. Cette maxime, la voici : « La physiologie ne peut servir de base à la médecine pratique (2). »

Douze ans plus tard, un professeur de physiologie à la Faculté de Paris, Pierre Bérard, émettait une opinion pareille sur l'utilité de cette science dans la médecine : « Sans doute, disait-il, le jour où nous serions plus éclairés sur le mécanisme de la vie, le jour où nous connaîtrions le secret des élaborations organiques, nous pourrions aspirer à fonder sur ces notions une doctrine médicale cohérente dans toutes ses parties, nous pourrions en déduire la cause prochaine des maladies et les moyens d'y remédier ; *mais jusqu'à ce que nous en soyons là, la médecine aura peut-être demandé à la physiologie plus que celle-ci ne pouvait lui accorder;* et, si je ne me trompe, je ne vous ai pas montré le plus beau côté sous lequel on puisse envisager les rapports qui les unissent. Mais, s'il n'y a pas sûreté à demander à la physiologie un système médical complet, on peut dire que cette science est excessivement riche en applications de détails : c'est ainsi que la physiologie éclaire l'étiologie de certaines maladies, le traitement de quelques autres, et le diagnostic du plus grand nombre (3).

Voilà ce qu'enseignait Pierre Bérard en 1848, et ce que j'ai démontré d'un bout à l'autre de mon *Histoire de la médecine* publiée en 1846. Voilà ce qui paraît encore un énorme para-

---

(1) F. Bérard, *Doctrine médicale de l'École de Montpellier*. Paris, 1839. De la page 105 à la page 114.

(2) Voyez particulièrement pages 47 et 131.

(3) *Cours de physiologie*, tome I, page 51.

doxe à quelques théoriciens retardataires, et qui sera bientôt une vérité triviale.

Une telle proposition, « la physiologie ne peut servir de base à la médecine pratique, » je le répète, ruine par la base, non-seulement le système de Barthez, mais encore beaucoup d'autres systèmes tant anciens que modernes. Mais Bérard s'est contenté de l'énoncer, il ne l'appuie d'aucune preuve directe; c'est pourquoi cette proposition hardie, qui contient le germe de toute une révolution médicale, a passé en quelque sorte inaperçue. Personne, que je sache, ne s'est mis en peine de la contredire ou de la démontrer formellement. Je tâcherai de remplir cette lacune; je discuterai et je m'efforcerai de résoudre dans une autre lettre cette question ardue qui devrait servir de préliminaire à toute doctrine médicale : La physiologie peut-elle, oui ou non, former la base de la médecine pratique?

En attendant, continuons notre revue des opinions des médecins touchant la théorie et la pratique de leur art. A cet effet, nous allons jeter un coup d'œil hors de la France, pour voir si dans les autres pays il existe des dissentiments aussi profonds que dans le nôtre sur ce sujet. Nous ne tiendrons compte, comme nous l'avons fait jusqu'ici, que des dissidences capitales, c'est-à-dire de celles qui portent sur l'ensemble de la science ou sur ses principes fondamentaux.

§ III. — École italienne.

A la fin du dernier siècle, la doctrine de Brown fut introduite en Italie et y fut reçue avec enthousiasme. Rasori, qui l'avait étudiée en Angleterre, contribua beaucoup à la répandre. Cette doctrine, comme vous savez, reconnaît dans presque toutes les maladies un fonds de faiblesse ou d'asthénie ; à peine sur cent espèces morbides y en a-t-il trois, d'après la table de Linch, qu'on puisse regarder comme provenant d'un excès de vitalité ou d'incitabilité. Par contre, tous les médicaments, tous les modificateurs de l'économie, sont censés des stimulants ; et l'art du médecin consiste uniquement, d'après ce système, à proportionner la force de la stimulation au degré d'asthénie du malade. La science et la pratique médicales sont réduites par là à leur plus haut degré de simplicité, ce qui explique la rapide propagation d'un tel système.

Cependant Rasori lui-même s'aperçut ou crut s'apercevoir, au bout de quelques années de pratique, que certains modificateurs n'agissaient point par stimulation, mais bien par sédation ou contro-stimulation, et qu'un bon nombre de maladies étaient basées, non sur un abaissement de la force vitale, mais sur son exaltation. Dès lors il put se poser à son tour en réformateur, et l'Italie, de même que la France et l'Angleterre, eut sa doctrine médicale indigène, qui s'éleva sur la ruine, l'exclusion de toutes les autres.

« Quand on songe, dit un des sectateurs les plus éclairés du rasorisme, à quelles sources les anciens se sont arrêtés pour établir leur matière médicale, on ne doit pas s'étonner que Stahl ait appelé la pharmacologie de son temps une étable pleine d'immondices, et que Bichat ait si défavorablement jugé celle de son époque (1). » Voilà pour l'ancienne médecine ; elle est condamnée en masse.

Voici maintenant pour la contemporaine : « Tandis que l'art du diagnostic a fait d'immenses progrès en France, celui de l'application des médicaments a été tout à fait négligé. La doctrine spécieuse de la révulsion joue un grand rôle dans les écoles françaises. Autrefois tout était sympathie, *consensus*, dans les maladies ; aujourd'hui tout est antagonisme, révulsion (2). »

Cela signifie en propres termes que nous, Français, nous connaissons bien les maladies, mais que nous ne savons pas les guérir, que nous les traitons à contre-sens. La belle avance

(1) Giacomini, *Traité philosophique et expérimental de matière médicale et de thérapeutique,* traduit de l'italien par M. Rognetta et M. Mojon. Paris, 1845. Prolégomènes, § 1er.

(2) *Ibidem,* § 2, page 14.

que de pouvoir expliquer à un malade la nature de son mal, de disserter avec plus ou moins d'habileté sur l'origine, le siége, la marche et les suites probables de l'affection dont il est atteint, et de ne pas savoir le soulager ! Qu'aurait dit l'irritable Broussais d'un tel jugement porté sur sa doctrine, lui qui s'imaginait apercevoir déjà les heureux résultats de sa propagation dans la diminution de la mortalité, lui qui en exaltait les bienfaits fort au-dessus de ceux de la vaccine ? Il eût crié sans doute à l'ignorance, à l'aveuglement, à l'injustice ; mais cela n'eût pas empêché qu'on ne continuât à juger notre médecine chez l'étranger de la même manière que nous jugeons celle des autres, c'est-à-dire d'un point de vue spécial, exclusif et peu favorable.

§ IV. — Parallèle des doctrines anglaise, française et italienne.

Tandis que, dans la patrie de Brown, on voit dans la généralité des maladies un fonds de faiblesse, une diminution de vitalité, qu'on s'efforce de combattre par un accroissement d'excitation, en France, les disciples de Broussais considèrent la plupart des altérations pathologiques comme le produit d'un excès d'excitabilité ou de l'irritation, et ils n'ont rien tant à cœur que de calmer cette irritation, d'éteindre cette phlogose, à force de sédatifs ou d'antiphlogistiques.

En Italie, on s'accorde assez avec les Français sur la nature des affections morbides, qu'on regarde comme liées généralement à une diathèse sthénique ; mais on diffère beaucoup de ceux-ci quant à l'appréciation et à l'emploi des agents thérapeutiques. Les mêmes moyens qui passent, de ce côté-ci des Alpes, pour être des excitants énergiques, des toniques puissants, passent, de l'autre côté, pour des sédatifs, des hyposthénisants. Ainsi le quinquina, qui est, aux yeux des Français et des Anglais, un excellent tonique, n'a, aux yeux d'un Italien, qu'une action dépressive, hyposthénisante ; les cantharides, les mercuriaux, les iodures, etc., qui sont classés chez nous parmi les poisons âcres, irritants, sont rangés par les rasoriens dans les contro-stimulants, les sédatifs.

Ainsi donc l'on peut dire qu'il y a en médecine, comme en théologie, une doctrine anglicane, une gallicane, une transalpine, et ces doctrines médicales ne se distinguent pas l'une de l'autre par de simples nuances ; elles diffèrent du tout au tout, elles s'excluent, elles se nient réciproquement.

§ V. — École allemande.

L'Allemagne ne pouvait pas rester en arrière des autres pays en fait d'inventions médicales. Elle devait sentir le besoin, elle aussi, d'avoir au dix-neuvième siècle sa doctrine propre, nationale, empreinte d'une couleur vraiment germanique. C'est ce que comprit à merveille le docteur Samuel Hahnemann. En conséquence, il se mit à rêver, réfléchir, expérimenter, mais surtout à rêver tant et tant, qu'à la fin un rayon d'en haut illumina son esprit ; la véritable loi des guérisons passées, présentes et futures, lui apparut comme une révélation par un pur effet de la bonté divine. Grands médecins de l'antiquité et des temps modernes, dont les travaux, accumulés depuis trente siècles, ont servi à élever le monument scientifique de l'art de guérir, inclinez-vous devant le messie des générations médicales : votre lumière n'était que ténèbres, votre enseignement pure déception, votre pratique un enchaînement d'inepties et d'homicides.

Il en serait encore de même aujourd'hui si le pieux, le modeste Hahnemann avait gardé pour lui seul son inestimable découverte. Mais il n'a pas voulu priver ses semblables d'un si grand bienfait ; il s'est empressé de le répandre au dehors, et il n'a pas tenu à lui que tout le genre humain n'en jouît immédiatement.

N'allez pas vous imaginer, cher lecteur, que je plaisante ou que j'exagère le langage mystico-emphatique du thaumaturge allemand pour le rendre ridicule ; écoutez-le plutôt parler lui-même. Après avoir raconté comment il est parvenu à trouver la seule marche qu'on doive suivre *pour obtenir de véritables guérisons douces, promptes et certaines*, il s'écrie : « Car la vérité est éternelle comme la Divinité elle-même. Les hommes peuvent la négliger pendant un laps de temps ; mais le moment arrive enfin où, pour l'accomplissement des décrets de la Providence, ses rayons percent le nuage des préjugés et répandent sur le genre humain une clarté bienfaisante que rien désormais ne peut éteindre (1). »

« Si je ne savais que je suis sur la terre pour me perfectionner autant qu'il est en moi, et faire aux autres tout le bien que mes facultés me permettent d'accomplir, je m'estimerais maladroit de lancer dans le domaine public, avant ma mort, un art en possession duquel j'étais seul, et dont il ne tenait par conséquent qu'à moi de me réserver les avantages en les dissimulant (2). »

On aurait pu demander à l'inventeur de l'homœopathie et des doses infinitésimales à quoi sert un messie sans une prédication. Si vous aviez gardé votre secret jusqu'au moment de descendre dans la tombe, qui vous assure qu'il n'eût pas été enseveli avec vous ? Et, alors même qu'il ne fût pas tombé dans l'oubli après votre mort, vous n'auriez joui pendant votre vie d'aucune célébrité ; vous vous fussiez éteint dans un coin obscur du globe, sans que votre disparition excitât le moindre retentissement. Vous aviez donc un intérêt actuel très-grand à divulguer le plus tôt et le plus loin possible votre découverte, indépendamment de la satisfaction que tout homme, tout chrétien, doit éprouver à remplir un devoir d'humanité.

Car rien n'égale, à vous en croire, les maux affreux que causait au genre humain l'ancienne médecine, « art funeste,

____

(1) Hahnemann, *Exposition de la doctrine médicale homœopathique,* ou *Organon de l'art de guérir.* — Traduction française de Jourdan. Introduction, page 59, et note du bas de la page. Paris, 1856.

(2) Hahnemann, *Traité des maladies chroniques.* — Préface de l'auteur (édition de 1832).

dites-vous, qui, depuis une longue suite de siècles, est en possession de statuer arbitrairement sur la vie et sur la mort des malades, qui fait périr dix fois plus d'hommes que les guerres les plus meurtrières, et qui rend des millions d'autres infiniment plus souffrants qu'ils ne l'étaient dans l'origine (1). »

§ **VI.** — **Conclusion**.

Je borne là mes citations. Je pense avoir prouvé surabondamment ce que j'avançais au commencement de cette lettre, qu'il n'existe pas de plus violents détracteurs de la médecine que les médecins. Doit-on s'étonner, après cela, qu'on rencontre parmi eux tant d'incrédules, tant de septiques, qui exercent leur art sans y avoir foi ? Or je ne connais pas de position plus révoltante pour un homme consciencieux, ou plus ridicule, que celle d'un médecin qui n'a pas confiance dans les moyens qu'il emploie. Un tel homme ne saurait apporter dans l'étude et l'exercice de son art le zèle, l'application, l'assiduité, qui peuvent seuls lui procurer des succès réels, des succès honnêtes. « Car, pour bien étudier et bien pratiquer la médecine, a dit un sage de nos jours, il faut y mettre de l'importance, et pour y mettre une importance véritable, il faut y croire (2). »

Il est donc essentiel que le médecin, de même que le public, se fasse une opinion raisonnée sur le degré de confiance qu'on peut accorder à la médecine. Mais où puiser des motifs de conviction en faveur de cette science, lorsque ses maîtres les plus renommés sont si ardents à la discréditer, lorsque chaque génération médicale accuse la génération précédente d'erreurs grossières et funestes? Qui nous assure que les enseignements d'aujourd'hui ne seront pas traités de vaines déceptions demain, dans quelques années, dans quelques siècles? Est-il,

(1) *Organon de l'art de guérir*. — Préface, page 4.
(2) Cabanis, *Du degré de certitude de la médecine*.

en cette matière, un signe, un critérium, au moyen duquel on puisse discerner infailliblement le vrai du faux, le certain de l'hypothétique? Voilà ce que nous examinerons dans une prochaine missive.

DEUXIÈME LETTRE.

EST-IL, EN MÉDECINE, UN MOYEN DE DISCERNER LE VRAI DU FAUX, LE CERTAIN DE L'HYPOTHÉTIQUE?

§ I. — Importance de cette question.

Il ne faut que réfléchir un instant pour se convaincre de l'extrême importance d'une telle question, de la solution de laquelle dépendent, si je ne me trompe, toutes les destinées de la science. En effet, s'il existe un critérium à l'aide duquel on puisse reconnaître sûrement la vérite en médecine, si ce critérium est à la portée des intelligences les plus vulgaires, et s'il s'applique à toutes les parties de la science médicale, dès lors on conçoit que cette science est possible, et les travailleurs qui se vouent à son édification peuvent espérer de ne pas travailler en vain.

Mais, si un tel critérium n'existe pas, ou s'il n'a pas été trouvé, la science proprement dite est impossible ; toutes nos connaissances en médecine ne sont que conjectures, hypothèses, opinions plus ou moins vraisemblables. Il est donc de la plus haute importance, avant de jeter les bases du monument scientifique de la médecine, d'examiner si l'on possède une règle, une mesure fixe, acceptée de tous, au moyen de laquelle on puisse juger avec certitude la valeur des faits et des idées qui devront par la suite constituer ce monument.

De même qu'un architecte habile, avant de procéder à la

construction d'un édifice, rapporte toutes ses mesures, tous ses
calculs, à une quantité connue et invariable qu'on nomme unité,
de même aussi les médecins doivent choisir un critérium fixe,
uniforme et sûr, pour estimer le degré de certitude, de convenance, d'utilité des propositions diverses qui forment les
matériaux de leur science. A défaut de cette précaution, ils ne
parviendront jamais à s'accorder en quoi que ce soit. Leurs discussions dégénéreront sans cesse en pures logomachies,
comme elles ont fait trop souvent jusqu'ici, et ils continue-
ront d'offrir au monde le spectacle ridicule d'individus qui,
voulant apprécier une étendue commune, telle, par exemple,
que la hauteur d'une tour, d'une montagne, s'obstineraient à
prendre chacun selon sa fantaisie une unité différente, n'ayant
aucun rapport déterminé avec les mesures des autres. A
coup sûr, de tels géomètres n'arriveraient jamais à des résultats identiques, ni même comparables.

Il importe donc essentiellement, si l'on veut enfin mettre un
terme à ce conflit continuel et stérile des doctrines médicales
entre elles, conflit extrêmement nuisible aux progrès de la
science et à la considération de ceux quil a cultivent; il importe, dis-je, de faire choix d'un mode d'appréciation qui soit
de tous les temps, de tous les lieux, qui embrasse tous les faits,
toutes les idées dont se compose ou peut se composer la science
médicale, qui les ramène tous à une mesure commune, unique, invariable, connue et acceptée de tout le monde. Or, afin de
découvrir un tel mode d'appréciation qui soit parfaitement
approprié aux recherches médicales, il faut connaître le but
final de ces recherches; de même qu'un voyageur doit être fixé
sur le lieu où il veut se rendre avant d'arrêter son itinéraire ;
sinon, il risque de marcher à l'aventure, comme un insensé.

Voyons, donc préalablement à toute autre chose, quel est le
but final de la science médicale.

§ II. — Détermination du but final de la science médicale.

Dans les temps primitifs, on définissait la médecine l'art de guérir ; à cette époque, la thérapeutique était évidemment l'objet final de la science. Plus tard, le champ de l'observation s'étant agrandi, on comprit qu'il était souvent plus facile, et toujours plus avantageux, de prévenir les maladies que de les combattre après qu'elles se sont développées ; en conséquence, l'arbre scientifique de la médecine s'enrichit d'une branche nouvelle, appelée hygiène ou prophylaxie, dont l'objet spécial consiste à conserver la santé ou prévenir le développement des maladies. A proprement parler, cette nouvelle branche est un rejeton de la thérapeutique : c'est ainsi que la considèrent beaucoup d'auteurs, tant anciens que modernes. En sorte que, par cet accroissement, la science n'a pas changé de but ; mais celui-ci s'est agrandi, étendu.

Enfin, depuis quelque temps, la médecine s'est occupée d'une manière plus efficace de deux ordres fort importants d'affections morbides, autrefois abandonnés ou du moins fort négligés : je veux parler des difformités, qui sont l'objet de l'orthopédie, et des affections mentales, qui constituent aujourd'hui une spécialité des plus intéressantes. Si bien qu'en tenant compte des accroissements déjà accomplis, la médecine peut être définie une science qui a pour objet la conservation de la santé, la guérison des maladies et le perfectionnement physique de l'homme.

Remarquez, je vous prie, que, dans ces évolutions successives, le but de la science ne se déplace point, qu'il ne sort jamais du cercle de la thérapeutique. En sorte qu'on a pu dire à toutes les époques avec une égale vérité :

> Ars medica est id quod est propter therapeuticen.

Tout, dans la médecine, se rapporte ou doit se rapporter à la thérapeutique.

§ III. — Réponse à la question posée en tête de cette lettre.

Maintenant que le but de la science médicale nous est parfaitement connu, rien n'est plus facile que de déterminer

la route qui y conduit, ou, en d'autres termes, de trouver
une méthode sûre pour découvrir et fonder la vérité dans
cette science. Nous pouvons dès à présent établir cette proposition générale : Toute notion, toute idée, toute hypothèse,
tout système qui n'est d'aucun usage en thérapeutique, doit
être élagué de la médecine comme inutile et superflu ; toute
notion, toute idée, toute hypothèse, tout système qui a des
conséquences fausses ou nuisibles en thérapeutique, doit
être rejeté comme entaché d'erreur.

Ensuite si l'on demande par quel moyen, par quelle voie on
peut s'assurer qu'une doctrine quelconque est avantageuse,
ou stérile, ou préjudiciable en thérapeutique, j'avoue que
je n'en connais pas de meilleur, de plus direct que l'expérience. En sorte qu'à mes yeux le critérium universel de
la vérité en médecine, le juge suprême de la valeur des idées
et des découvertes qui se rattachent à cette science, n'est
autre que l'*épreuve thérapeutique*.

A ce propos, cher lecteur, il me semble que je vous vois
sourire, et que je vous entends vous écrier en vous-même :
Certes, voilà une maxime qui n'est pas nouvelle ! Il n'y a
personne qui ne convienne que l'épreuve thérapeutique est
le meilleur mode de vérification que l'on possède en médecine, l'*ultima ratio* de toute doctrine médicale. Chaque
jour les faiseurs de systèmes en appellent eux-mêmes à ce
tribunal définitif ; ce qui n'empêche pas, ce qui n'a pas empêché que les théories les plus absurdes, les erreurs les
plus ridicules n'aient envahi le domaine de cette science, et
qu'il ne règne encore aujourd'hui le désaccord le plus complet entre les médecins sur les questions les plns fondamentales de l'art.

L'objection est sérieuse et mérite d'être prise en considération ; mais je ne la crois pas insoluble et je vais essayer
d'y répondre. Il ne suffit pas, dirai-je, de proclamer d'une
manière vague et générale que l'épreuve thérapeutique est
le meilleur critérium de la vérité en médecine ; il faut encore
savoir faire un emploi rationnel et méthodique de ce crité-

rium universellement admis : de même qu'il ne suffit pas de
posséder un excellent instrument de musique pour obtenir
des sons purs et harmonieux, mais qu'il faut, en outre, connaître une bonne méthode d'exécution et s'y être exercé.

Or, je vous le demande, existe-t-il aujourd'hui dans la
science un système général de thérapeutique, un système
qui embrasse dans un ensemble logiquement ordonné tous
les plans de traitement? N'est-ce pas, au contraire, une opinion universellement accréditée dans les écoles, que le moment n'est pas encore venu de systématiser rationnellement
cette branche de la médecine? Vous avez lu dans ma première lettre (§ 1ᵉʳ) ce que pensent là-dessus quelques-uns
de nos contemporains. Eh bien, ouvrez tel autre que vous
voudrez de nos classiques modernes, vous n'en trouverez
pas un seul qui soit d'un avis différent. Tous s'accordent
pour admettre des médications *rationnelles* et des médications *irrationnelles*, qu'ils nomment aussi *empiriques*. Mais
ce qu'il y a de plus bizarre dans cette classification, c'est que
les médications appelées *irrationnelles* sont généralement
les plus efficaces.

C'est donc une idée neuve et qui aura du moins le mérite
de l'originalité, que celle d'essayer de constituer logiquement
toute la thérapeutique, de réunir dans un même plan et
sous la domination d'un principe unique tous les modes de
curation interne et externe, en dehors de tout système de
pathologie. Une telle idée paraîtra sans doute bien paradoxale
à ceux qui professent avec M. Bouillaud que « la thérapeutique n'est réellement qu'une *déduction*, un *corollaire* des
idées que l'on s'est faites sur la *nature* des maladies; » et
qu'elle ne peut être autre chose (1).

____

(1) *Essai de philosophie médicale*. Paris, 1836, page 302.

§ IV. — **Recherche du principe fondamental et universel de la thérapeutique.**

Si l'on nous faisait cette question : Qui est-ce qui a enseigné aux hommes à se pourvoir des choses indispensables à la vie, à préparer leurs aliments, à se vêtir, à se construire des abris contre la rigueur des saisons, etc., etc. ? il n'est personne qui fût embarrassé pour répondre : C'est le besoin, la nécessité, c'est l'instinct de la conservation. Si l'on demande maintenant : Qui est-ce qui a inspiré à ces mêmes hommes l'aversion de la douleur, la crainte de la maladie et de la mort, le désir d'éloigner ces fléaux non-seulement de soi-même, mais encore de leurs femmes, de leurs enfants, de tous les êtres qui leur sont chers ? nous répondrons avec la même assurance : C'est un instinct naturel, irrésistible, instinct qui se fait sentir au sauvage du désert comme au citoyen des villes, au pauvre comme au riche, au philosophe comme à l'homme ignorant.

Or l'expérience apprit de bonne heure aux habitants de la terre que la nature est insuffisante pour venir à leur secours dans une foule de cas. Ainsi, qu'un individu se fracture un membre, la nature sera impuissante à ramener et à maintenir dans leur position normale les deux bouts de l'os fracturé. Qu'un autre se démette un bras ou une jambe, s'il attend de la nature la réparation de cet accident, il restera toute sa vie privé plus ou moins de l'usage de son membre. Qu'un troisième ait une grosse veine ou une artère rompue, la nature impuissante laissera cet homme plein de vie et de santé succomber à la perte de son sang. Qu'une femme en travail soit prise de convulsions ou d'hémorrhagie, que son enfant se présente dans une position vicieuse, que fera dame Nature pour remédier à de tels accidents ? Rien ; elle laissera périr deux victimes à la fois. Enfin, il survient chaque jour, dans le cours ordinaire de la vie, une foule d'accidents que la nature seule est incapable de réparer. D'où il résulte

que les hommes ont acquis de bonne heure la conviction
qu'ils ne devaient attendre les secours de la Providence qu'en
s'aidant eux-mêmes de tous leurs moyens, de toute leur in-
dustrie. En conséquence, dès qu'un des leurs était atteint
d'une blessure ou d'une maladie, on invitait ceux qui avaient
été témoins de quelque chose de semblable à vouloir bien
indiquer les remèdes qu'ils avaient vu employer en pareil
cas. Bientôt il y eut des hommes, des vieillards surtout, qui
se distinguèrent par leur habileté, leur expérience dans ce
genre d'accidents, et qui transmirent à d'autres le fruit de
leurs observations. Tels furent, chez beaucoup de peuples,
l'origine et le commencement de la science médicale, ainsi
que l'attestent des traditions et des monuments authentiques (1).

Par la suite, l'écriture ayant été inventée, on put, à l'aide
de cet admirable procédé, conserver indéfiniment le souvenir
des maladies et des moyens mis en usage pour les combattre.
Dès lors on commença de former des recueils nosologiques,
c'est-à-dire des recueils contenant les descriptions plus ou
moins détaillées des affections morbides qu'on observait et
des traitements qu'on leur opposait. Ces recueils devinrent
les premiers codes de l'art de guérir, et les hommes qui se
vouaient spécialement au soin des malades durent les prendre
pour règle de leur conduite.

Peu à peu ces recueils grossirent par l'addition successive
d'observations nouvelles ; en sorte que, lorsqu'ils eurent atteint un volume considérable, il devint nécessaire de disposer
les matériaux dont ils étaient formés dans un certain ordre,
qui permît de retrouver à volonté les renseignements dont on
avait besoin. Telle fut l'origine des classifications pathologiques ; l'idée en fut suggérée par le désir de soulager la mémoire et de faciliter les recherches.

A cette époque, on s'occupait fort peu de la nature intime

____

(1) Voir mon *Histoire de la médecine*, première période ; médecine
des Égyptiens, Paris, 1846, tome I, page 33.

des maladies et de l'action physiologique des médicaments ;
on se contentait d'observer et de décrire les phénomènes
morbides tels qu'ils se montraient, et de noter les effets apparents des remèdes. C'est ainsi que se conduisent encore aujourd'hui les personnes étrangères à la science médicale,
lorsqu'elles s'ingèrent de donner des conseils aux malades.
Ces personnes n'ont pas d'autre manière de s'exprimer que la
suivante : J'ai vu, disent-elles, une maladie toute pareille
guérie par tel et tel moyen.

Au premier abord, la pratique médicale de ces temps primitifs nous paraît grossière et peu fondée en raison ; mais quand
on la considère de près, quand on sonde avec des yeux non
prévenus les motifs qui la dirigeaient, on trouve que, loin
d'être dépourvue de raison, cette pratique était basée sur un
principe d'une évidence incontestable, que l'on peut formuler
ainsi : *Toute médication qui a guéri une maladie doit guérir
également les maladies analogues à la première.*

On ne peut rien objecter contre ce principe : il a toute la
clarté, toute l'infaillibilité d'un axiome de mathématiques ; il
se confond avec l'axiome de métaphysique suivant : La même
cause, la même force ou la même combinaison de forces,
étant placée dans des conditions identiques, produira toujours
nécessairement le même effet. On voit aussi, avec un peu de
réflexion, que le principe proclamé ci-dessus embrasse toutes
les opérations de la médecine interne et externe, tous les préceptes de la prophylaxie. Ainsi donc, il a existé de tout temps
un principe fondamental et universel de la médecine pratique, principe qui dirigeait, à leur insu, les médecins des âges
les plus reculés, et que suivent encore, sans s'en douter, les
gens dépourvus de connaissances médicales, quand ils se mêlent de conseiller les malades.

Mais, s'il est permis, comme disait Molière, de faire de la
prose sans le savoir, il vaut mieux en faire le sachant, parce
qu'alors on la fait ordinairement meilleure. S'il y a eu et s'il y
a toujours des gens qui appliquent le principe fondamental
de la thérapeutique sans le connaître, il vaut encore mieux

l'appliquer avec connaissance. C'est plus digne du praticien qui aime à se rendre compte des motifs de sa conduite, et c'est plus rassurant pour le malade. Voyons donc comment on peut faire une application logique de l'axiome proclamé ci-dessus.

§ V. — Application rationnelle de l'axiome universel de la thérapeutique.

J'ai dit que c'était une idée neuve que de vouloir constituer la thérapeutique sous la domination d'un seul principe, en dehors de tout système de pathologie. Cela n'est vrai qu'en parlant des temps modernes, car il y a eu dans l'antiquité une secte de médecins philosophes qui conçut le même projet et en tenta l'exécution. Mais leur doctrine n'a point prévalu, soit qu'ils l'aient mal développée et mal défendue, soit que leurs contemporains ne l'aient pas justement appréciée. Toujours est-il que leurs travaux et leur système ont été à peu près complétement perdus, et que leur nom même est devenu, dans beaucoup d'occasions, un terme d'injure, de mépris (1).

En méditant un peu cet axiome, *Toute médication qui a guéri une maladie doit guérir également les maladies analogues*, on ne tarda pas à s'apercevoir que sa mise en pratique repose sur trois conditions, savoir : l'homogénéité des maladies, l'identité des moyens curatifs, la connaissance du traitement le plus convenable à chaque espèce morbide. Voyons donc comment on peut remplir ces trois conditions d'une manière, sinon parfaitement exacte, du moins de plus en plus approximative.

PREMIÈRE CONDITION. — *Homogénéité des maladies.* — Il est inouï qu'un praticien ait rencontré dans sa vie deux cas

(1) Voyez mon *Histoire de la médecine*, troisième période ; de l'empirisme, tome I.

morbides absolument identiques, et peut-être la nature n'en engendre-t-elle pas de pareils. Il faut donc de toute nécessité qu'on se contente sous ce rapport d'une approximation plus ou moins grande. Mais à quel degré d'approximation le médecin doit-il s'arrêter, ou, en d'autres termes, à quels signes reconnaîtra-t-il qu'il y a assez de similitude entre deux maladies, dont l'une est actuellement sous ses yeux, et dont l'autre a été observée précédemment, pour qu'on traite la seconde par les mêmes remèdes que la première ?

Nous touchons ici à la question la plus épineuse de toute la pathologie, à celle qui a été l'objet des recherches les plus assidues, des méditations les plus profondes, celle qui a suscité le plus de discussions, donné naissance au plus grand nombre de systèmes, enfanté le plus d'erreurs : Quels sont les signes caractéristiques de l'homogénéité des maladies ? Interrogez là-dessus les médecins de toutes les sectes, de toutes les époques : ils vous répondront tous d'une manière différente, souvent même opposée.

Dans l'origine, on se contentait d'une ressemblance très-superficielle ; il suffisait qu'un malade présentât un ou deux symptômes pareils à ceux qu'on avait observés chez un autre, pour qu'on se crût autorisé à lui appliquer le même traitement. C'est encore sur cette apparence grossière que les charlatans, les médicastres, jugent tous les jours de l'homogénéité des maladies, et qu'ils se permettent de conseiller certaines médications. Qu'un enfant, par exemple, soit atteint d'un léger impétigo de la face ou du cuir chevelu, un pharmacopole ne manquera pas de lui prescrire des amers, des dépuratifs, des exutoires, sans s'inquiéter de l'état des voies digestives ni de la susceptibilité nerveuse du jeune patient. Qu'un vieillard rejette en toussant quelques mucosités, — en avant les élixirs, les antiglaireux, les antipituiteux, etc. !

Ce n'est pas avec cette légèreté que les hommes exercés à l'observation des malades osent prescrire des remèdes ; ils savent combien est fautive et dangereuse cette manière de diagnostiquer, c'est-à-dire de juger un cas pathologique : « J'ai vivement senti en tout temps, dit Pinel, et je sens chaque jour davantage combien il importe, à l'exemple des naturalistes, de cultiver la science des signes, de se former à bien saisir les caractères extérieurs des maladies, et d'être toujours en garde dans les cas difficiles contre l'illusion et l'erreur (1). »

« Malgré les immortels travaux de Morgagni, dit M. Bouillaud, malgré l'impulsion anatomo-pathologique que Bichat et son école avaient imprimée à la médecine, et que Pinel a la gloire d'avoir suivie dans quelques parties de sa *Nosographie*, les temps n'étaient pas encore venus où l'on donnerait, pour ainsi dire, un corps aux maladies, en les rattachant aux organes, en les localisant, en un mot. Cette grande ère, préparée depuis longtemps, ne *luit* enfin dans tout son jour et ne brilla de tout son éclat, qu'à l'époque où l'auteur des *Phlegmasies chroniques* s'empara du sceptre de la médecine que le vieux Pinel avait si longtemps porté avec gloire, mais dont il ne pouvait plus soutenir le poids. Cette nouvelle ère date de 1816 où parut le fameux *Examen de la doctrine médicale généralement adoptée*, avec cette épigraphe tirée de Bichat : *Qu'est l'observation si l'on ignore où siége le mal* (2) ? »

Ainsi la formule nosologique de Pinel, qui avait paru si exacte au commencement du dix-neuvième siècle, est jugée insuffisante par Broussais quelques années après ; et la formule de Broussais, dont M. Bouillaud fait un si grand éloge, paraîtrait aujourd'hui incomplète dans beaucoup de cas, tant il est vrai que le diagnostic des maladies varie à mesure que la science fait des progrès, et offre en tout temps des difficultés extrêmes que le vulgaire ne peut soupçonner.

On est effrayé des détails immenses et minutieux que M. Louis exige pour l'appréciation des faits pathologiques ; et cependant, après mûre réflexion, on est obligé de convenir

____

(1) *Nosographie philosophique*, sixième édition. — Introduction, page v.

(2) *Essai sur la philosophie médicale*, deuxième partie, chapitre ıı, article 3, page 147.

avec lui que ces détails *sont nécessaires à la recherche de la vérité* (1).

Voici le tableau abrégé des principaux caractères qui constituent aujourd'hui le diagnostic des maladies, et par lesquels on peut discerner l'espèce morbide ou l'homogénéité de chacune d'elles : 1° les circonstances antérieures à l'invasion de la maladie, ce qui comprend les prédispositions ou diathèses, les causes occasionnelles ou déterminantes, la contagion, l'infection, etc. ; 2° le siége anatomique de la maladie ; c'est-à-dire la désignation de l'organe ou du tissu principalement affecté, et quelquefois l'indication de l'humeur viciée ; 3° le mode et le degré d'altération de ces organes ; 4° les troubles fonctionnels idiopathiques et sympathiques, leur marche régulière ou irrégulière, continue ou intermittente ; 5° enfin, les lésions cadavériques trouvées chez les sujets qui ont succombé à des affections de la même espèce.

On voit, par cette énumération des principaux objets dont se compose le diagnostic d'une maladie, que, pour être en état de remplir convenablement cette condition, il faut unir aux connaissances les plus précises de la nosographie et de la pathologie, les lumières de l'anatomie, de la physiologie, de l'analyse chimique, de l'anatomie pathologique, etc., etc.

Cette immense difficulté du dignostic est, sans contredit, un des plus grands obstacles que l'on rencontre dans l'étude et la pratique de la médecine. Il n'est pas de systèmes, pas de combinaisons, que les pathologistes et les nosographes n'aient imaginés pour la résoudre ou l'atténuer. Tous se sont efforcés de ramener les nuances infinies des dérangements de la santé à un petit nombre de types, distincts les uns des autres, par des caractères appréciables.

Hahnemann, seul voulant épargner à ses disciples et à lui-même les labeurs du diagnostic, a donné le singulier précepte

---

(1) *Mémoire sur l'examen des malades et la recherche des faits généraux. Mémoires de la Société médicale d'observation.* (Paris, 1837, tome I.)

d'inscrire les uns à la suite des autres, sans choix, sans discernement, dans l'ordre même où ils apparaissent, tous les phénomènes observés durant le cours des maladies, tant par le malade que par le médecin. Mais cette méthode, si naturelle et si exacte en apparence, est, au fond, extrêmement défectueuse et même impraticable à la rigueur, comme on peut s'en convaincre par le faible aperçu suivant :

1° Une telle méthode a l'inconvénient capital d'attribuer la même valeur à tous les phénomènes morbides, tandis qu'il existe entre eux d'énormes différences, comme le prouve la plus simple observation clinique. Que penser d'un pathologiste qui considère comme des signes d'une même maladie, ayant une égale importance, les symptômes suivants :

Faim insatiable,

Pâleur de la face,

Scrofules,

Sueurs à la tête, après avoir dormi,

Chaleur brûlante à la paume des mains,

Pieds froids et secs,

Engourdissement des bras ou des mains,

Angines fréquentes,

Fréquents furoncles,

Vomissement de sang,

Hoquet après avoir mangé ou bu,

Tranchées dans le rectum en allant à la selle,

Absence de désirs vénériens,

Lasciveté effrénée,

Somnolence pendant le jour à la suite des repas,

Accès de propension à la colère avoisinant l'aliénation mentale,

Frayeur souvent à la moindre cause, etc., etc. (1)?

Des milliers de phénomènes, jetés ainsi pêle-mêle, ne constituent pas plus une observation clinique, ne donnent pas mieux

______

(1) Voyez Hahnemann, *Traité des maladies chroniques*, traduction de Jourdan. Paris, 1846, tome I, pages 67 et suiv.

l'idée d'une maladie que des pierres entassées au hasard ne constitueraient le Panthéon, ou que des lignes tirées capricieusement sur le papier n'offriraient l'image d'un monument régulier. Ce n'est point là, il faut le dire, une méthode; c'est l'absence, la négation de toute méthode en pathologie. C'est le chaos substitué à l'ordre.

2° Un motif péremptoire s'oppose, du reste, à l'adoption d'un tel procédé. Ce motif consiste, comme nous l'avons énoncé plus haut, dans l'impossibilité de le mettre à exécution. En effet, essayez de noter tous les accidents graves et légers, durables et fugaces, qui surviennent dans le cours d'une affection morbide; tenez compte, si vous le pouvez, de tous les changements, de toutes les impressions que le malade éprouve, soit au moral, soit au physique, chaque jour, à chaque heure, à chaque minute. Autant vaudrait essayer de supputer les grains de sable que le vent soulève, ou les atomes qu'un rayon solaire, plongeant dans une salle obscure, fait voltiger dans l'air. L'une et l'autre entreprises sont également inexécutables, également futiles.

On est donc conduit, par l'enchaînement naturel des idées et par la force irrésistible des choses, à faire un choix parmi les symptômes qui se manifestent dans le cours des maladies. On est contraint de se poser cette question : quels sont, parmi les phénomènes pathologiques, ceux qui ont une importance majeure, ceux qui en ont une médiocre, et ceux qui en ont une si peu appréciable, qu'on peut les négliger sans inconvénient ?

Deuxième condition. — *Identité des moyens curatifs.* — L'hygiène et la matière médicale étant les deux sources d'où le médecin tire les moyens de combattre les maladies, il est de toute évidence que le praticien doit être parfaitement au courant des ressources que lui offrent ces deux sciences. Or l'hygiène s'éclaire nécessairement des lumières de la physique, de la chimie, etc.; la matière médicale ne peut se passer de celles de la pharmacologie, de l'histoire naturelle, etc. Ainsi donc il faut que le praticien ne soit étranger à aucune de ces branches des connaissances humaines, afin de mettre, dans le choix, la préparation et la surveillance des agents curatifs, autant d'exactitude et de discernement que possible.

Il est, en outre, indispensable qu'il obtienne, de la part du malade, une entière docilité ; de la part des servants, un zèle et une fidélité irréprochables.

Troisième condition. — *Connaissance du traitement le plus convenable à chaque espèce morbide.* — L'aptitude à remplir cette dernière condition, c'est-à-dire à discerner le traitement le mieux approprié à chaque cas pathologique, constitue seule le véritable praticien. Elle le distingue du médecin purement érudit ; elle forme le complément suprême de l'éducation médicale. Mais rien n'est plus rare qu'une telle aptitude ; rien n'est plus difficile à acquérir. On n'y parvient qu'en joignant aux connaissances scientifiques de son siècle une grande expérience, dirigée par une sage méthode, soutenue par un désir sincère d'être utile à ses semblables et par une foi raisonnée dans l'efficacité de l'art.

Oui, c'est une vérité proclamée par tous les maîtres de la science, qu'il ne suffit pas de voir beaucoup de malades pour devenir un médecin très-expérimenté ; il faut encore apporter dans l'examen de ces malades une attention, un zèle de tous les instants, que ne rebutent ni la fatigue ni les dégoûts dont l'exercice de la médecine est entouré. Or celui-là seul est capable de vaincre de tels obstacles, qui se livre à l'étude et à la pratique de son art avec un véritable amour des hommes et une confiance raisonnée dans l'efficacité des moyens qu'il emploie. L'instinct populaire lui-même sait bien distinguer le praticien qui observe ses malades avec attention et intérêt, de celui qui les regarde à peine, les écoute avec distraction et leur prescrit des remèdes avec indifférence.

Mais je suppose qu'un médecin soit pourvu des connaissances nécessaires et animé de sentiments dignes de sa profession, quelle méthode devra-t-il suivre pour arriver à la détermination du traitement le plus convenable à chaque espèce morbide ?

Nous avons déjà dit que les premiers expérimentateurs n'avaient fait aucun raisonnement sur l'action intime des remèdes, qu'ils se contentaient d'en observer les effets les plus apparents et de noter ceux qui avaient guéri ou paru guérir certaines maladies, pour les employer ensuite dans les cas semblables. C'est ainsi que furent dressées les premières matières médicales : les moyens curatifs y furent classés d'après leurs effets les plus ordinaires et les plus évidents. La saignée, par exemple, devait être rangée parmi les déplétifs des vaisseaux sanguins ; l'ellébore parmi les eccoprotiques, parce qu'il provoque ordinairement des selles ; l'opium parmi les upnotiques ou les anodins, parce que souvent il fait dormir, et qu'il éteint ou obscurcit le sentiment de la douleur.

Cette classification et ces dénominations étaient irréprochables, car elles étaient fondées sur une action réelle et incontestable des agents curatifs. D'ailleurs, si des imperfections ou des erreurs s'étaient glissées dans les premiers recueils par suite d'observations superficielles ou trop précipitées, une observation plus mûre, plus attentive, pouvait les faire disparaître. Ainsi, après avoir rangé l'opium parmi les upnotiques, rien n'empêchait d'ajouter que cette substance, au lieu de faire dormir, agite quelquefois ; d'où il suit qu'il faut être très-circonspect dans son administration, et s'attacher surtout à déterminer dans quelles circonstances et à quelles doses elle produit ou augmente l'agitation.

On voit par ces exemples que la thérapeutique, qui avait été fondée, dès le principe, sur les résultats simples de l'expérience, aurait pu être agrandie et perfectionnée par la même méthode, c'est-à-dire en continuant de tenir compte seulement des résultats purs de l'expérience, sans chercher à les expliquer. Telle est, en effet, la méthode que Bichat semble préconiser dans cette phrase : « Otez les médicaments dont l'effet est de stricte observation, comme les évacuants, les diurétiques, les sialagogues, etc., ceux par conséquent qui agissent sur une fonction déterminée, que sont nos connaissances sur les autres ? »

Mais il est arrivé une époque où cette manière d'étudier l'action des agents thérapeutiques a paru trop simple, trop superficielle, trop sujette à l'erreur. On a voulu pénétrer plus avant dans le secret des modifications que chacun d'eux imprime à l'économie. On a fait le raisonnement suivant : Les effets sensibles des remèdes varient selon une foule de circonstances qu'il est souvent difficile de préciser ; mais, comme ces effets consécutifs dépendent tous de l'impression intime, moléculaire, que chaque substance médicamenteuse exerce constamment sur l'organisme, si on parvient à déterminer la nature de cette impression, on connaîtra par là même les effets secondaires qui en découlent, on pourra s'en rendre compte les prévoir, les expliquer logiquement.

Cette seconde méthode fut jugée la plus rationnelle, la plus courte, la plus directe ; elle prévalut généralement dans la science, et elle est encore suivie par la plupart des écrivains en médecine. Cependant il s'en faut de beaucoup qu'elle ait produit des résultats satisfaisants, à en juger par le profond désaccord qui règne aujourd'hui entre les auteurs de matières médicales, désaccord dont j'ai donné un faible aperçu dans ma première lettre, désaccord que Bichat a peint en termes énergiques.

« A quelles erreurs, dit-il, ne s'est-on pas laissé entraîner dans l'emploi et dans la dénomination des médicaments ? On créa des désobstruants quand la théorie de l'obstruction était en vogue. Les incisifs naquirent quand celle de l'épaississement des humeurs lui fut associée. Les expressions de délayants, d'atténuants, et les idées qu'on leur attacha, furent mises en avant à la même époque. Quand il fallut envelopper les âcres, on créa les invisquants, les incrassants, etc. Des moyens identiques ont eu souvent des noms différents, suivant la manière dont on croyait qu'ils agissaient. Désobstruant pour l'un, relâchant pour l'autre, rafraîchissant pour un autre, le même médicament a été tour à tour employé dans des vues différentes et même opposées, tant il vrai que l'esprit de l'homme marche au hasard quand le vague des opinions le conduit (1).

Ce serait ici le lieu de parler des méthodes thérapeutiques, c'est-à-dire des plans généraux de traitement qu'on peut former dans l'état actuel de la science, indépendamment de tout système de pathologie. Mais ce n'est pas à la fin d'une lettre que je voudrais aborder un sujet si important, sur lequel j'ai à dire bien des choses qui sortent tout à fait du cercle des idées rebattues dans les écoles. Je le réserve donc pour une autre occasion où il me sera possible de les traiter avec le développement et les détails convenables. En attendant, j'engage le lecteur qui serait désireux d'avoir une notion superficielle de ces choses, à lire l'article intitulé : *De la méthode en thérapeutique,* dans mon *Histoire de la médecine* (tome II, page 499).

§ VI. — Conclusion.

Nous avons prouvé qu'aux yeux des savants comme des ignorants, aux yeux des hommes versés dans les études et la pratique médicales comme aux yeux des hommes étrangers à l'art de guérir, le meilleur critérium de la vérité en médecine n'était autre que l'épreuve thérapeutique. En conséquence, nous avons cherché à établir cette épreuve sur un principe fixe, évident, incontestable, à l'abri de toutes les vicissitudes des théories pathologiques, et nous avons trouvé que ce principe pouvait être formulé ainsi : *Toute médication qui a guéri une maladie doit guérir également les maladies analogues.* D'où découle ce précepte universel et absolu : *Traitez chaque cas morbide par les moyens dont l'expérience a démontré l'efficacité dans des cas homogènes.*

Ensuite nous avons fait voir que l'application rationnelle de cet axiome repose sur trois conditions, dont l'accomplissement exige que le praticien joigne aux connaissances

____

(1) *Anatomie générale.* — Considérations générales, § 2, tome I, page 9. Édit. de M. Maingault. Paris, 1818.

RENOUARD.   3 scientifiques les plus étendues une expérience consommée, c'est-à-dire que cette application nécessite, provoque le développement indéfini de toutes les branches intrinsèques et accessoires de la science médicale. Sous l'impulsion d'un tel principe, la science a grandi dès son origine, et elle doit grandir incessamment.

C'est pourquoi un de nos plus anciens auteurs a pu dire avec une vérité profondément sentie : « La médecine est dès longtemps en possession d'un principe et d'une méthode qu'elle a trouvés. Avec ces guides, de nombreuses et excellentes découvertes ont été faites dans le long cours des siècles, et le reste se découvrira, si des hommes capables, instruits des découvertes anciennes, les prennent pour point de départ de leurs recherches. Mais celui qui, rejetant et dédaignant tout le passé, tente d'autres méthodes et d'autres voies, et prétend avoir trouvé quelque chose, celui-là se trompe et trompe les autres (1). »

Cet avertissement prophétique n'a pas empêché une foule d'écrivains postérieurs de chercher d'autres voies, de proclamer des principes nouveaux. Quelles ont été les causes de cette révolution scientifique ? quelles en sont encore aujourd'hui les conséquences ? Voilà ce que je me propose d'examiner dans ma prochaine missive.

TROISIÈME LETTRE.

§ 1. — Des causes qui engagèrent les médecins à quitter la voie primitive de l'observation pure.

L'art est long, la vie courte, l'expérience trompeuse, le jugement difficile, s'écrie Hippocrate, au moment de livrer à la

(1) *OEuv. d'Hippocrate*, traduction française de M. Littré, Paris, 1839, tome I. — Traité de l'ancienne médecine, § 2.

publicité ses *Aphorismes*, résumé de la science médicale de son temps, recueillie par ses ancêtres et par lui, dans les temples d'Esculape, pendant une série de siècles. Cette sentence, qu'on peut regarder comme le testament scientifique du plus grand médecin de l'antiquité, renferme tout le secret de la révolution intellectuelle que nous allons retracer. C'est pour hâter les progrès trop lents de l'art de guérir, pour éviter les interminables et dangereux tâtonnements de l'expérience, pour lever les difficultés du jugement ou de la *diagnose*, que les médecins abandonnèrent jadis la voie de l'observation pure et simple, espérant trouver un guide plus sûr dans les spéculations physio-pathologiques.

En effet, le précepte universel de thérapeutique formulé à la fin de la lettre précédente, en ces termes : *Traitez chaque cas de maladie par les remèdes dont l'expérience a démontré l'efficacité dans des cas semblables ou homogènes ;* ce précepte, dis-je, que les médecins de l'ère primitive suivaient instinctivement, suppose que l'on possède un traitement éprouvé pour chaque espèce morbide, et que l'on sait discerner parfaitement l'homogénéité ou similitude des cas pathologiques.

Or la science est encore aujourd'hui bien éloignée de ce degré de perfection, nonobstant les incontestables progrès qu'elle a faits depuis le siècle d'Hippocrate. On rencontre journellement, dans la pratique, des maladies contre lesquelles l'expérience n'a fait découvrir jusqu'à présent aucun moyen sûr de guérison ou de soulagement. Ensuite il n'est pas rare qu'un remède qui s'était montré d'une efficacité remarquable contre certaines affections, échoue dans des cas qu'on jugeait tout à fait analogues aux premiers.

Dans toutes ces circonstances, malheureusement trop fréquentes, le précepte ci-dessus laisse le praticien dans l'embarras ; il ne lui indique en aucune manière la conduite qu'il doit tenir. Les médecins de l'école expérimentale ou empirique d'Alexandrie reconnurent cette lacune, et ils s'efforcèrent de la combler en ajoutant à leur règle générale de thérapeutique un corollaire sous le nom d'*analogisme* ou d'*épilogisme*. Voici en quoi consistait ce corollaire :

Exemples d'analogisme empirique. — Rencontrez-vous, disaient ces médecins philosophes, un cas morbide sur lequel ni votre expérience ni celle d'autrui ne vous fournit aucune indication? vous ne pouvez, en cette occurrence, faire autre chose qu'un essai. Cherchez alors quelle est l'affection avec laquelle le nouveau cas paraît avoir le plus d'analogie, et essayez contre celui-ci les remèdes qui ont réussi contre l'autre. Ainsi la médication qui aura été employée avec succès contre l'érysipèle pourra être essayée contre certaines dartres; ainsi le traitement qui aura guéri un rhumatisme du bras guérira, selon toute probabilité, un rhumatisme de la jambe.

Ils appliquaient le même raisonnement à la recherche des moyens curatifs que nous nommons succédanés ou supplémentaires, quand les moyens éprouvés venaient à leur manquer. Ainsi, l'expérience ayant appris que le suc du coing est utile contre le flux cœliaque ; s'ils ne pouvaient se procurer cette substance, ils essayaient de la remplacer par une autre qui eût avec la première une analogie sensible : le suc de la nèfle, par exemple, qui est analogue au coing par son âpreté, leur eût paru propre à remplir la même indication.

Les analogies des empiriciens étaient toutes fondées sur des qualités *sensibles, apparentes,* soit qu'elles s'appliquassent au diagnostic des maladies, soit qu'elles eussent rapport au choix des agents curatifs. Ces analogies parurent trop superficielles et peu sûres aux dogmatistes de toute sorte. Ceux-ci préférèrent aller à la recherche d'analogies plus radicales, c'est-à-dire fondées sur des qualités moins superficielles et plus stables, qu'ils décoraient des noms de qualités *élémentaires,* ou *constitutives,* ou *essentielles,* ou *occultes,* etc.

Exemples d'épilogisme empirique. — Un malade éprouve-t-il, dans la région hypogastrique, des douleurs revenant par intervalles irréguliers, et susceptibles de s'exaspérer, soit par la marche, soit par l'équitation, s'apaisant au contraire ou diminuant par le repos? si, chez ce malade, l'émission des urines s'interrompt parfois subitement, pour recommencer après une pause plus ou moins longue, on peut conjecturer que la présence d'un calcul dans la vessie est la cause de tous ces accidents. Enfin, si une sonde métallique, introduite par l'urètre jusque dans ce réservoir membraneux, fait percevoir à la main qui la dirige une sensation de frottement contre un corps solide et rugueux, votre conjecture se changera en quasi-certitude, parce que l'autopsie cadavérique et l'opération de la taille ont appris qu'un calcul vésical donnait lieu ordinairement à ce concours de symptômes. — Qu'un homme mordu par un chien dont on a perdu aussitôt la trace, présente, au bout de quelques jours, des symptômes d'hydrophobie, on sera autorisé à penser que cet animal était enragé, quoiqu'on n'ait pas eu le temps d'observer en lui les signes de la rage.

Voilà par quel usage du raisonnement les empiriciens tâchaient de remonter jusqu'aux causes morbides, actuellement cachées, mais susceptibles de tomber sous les sens. Ils nommaient ces causes *occasionnelles* ou *évidentes*.

Les dogmatistes ne se contentaient pas de la connaissance de cet ordre de causes. Ils voulaient pénétrer le mécanisme intime des phénomènes de la nature ; ils en recherchaient les causes dites *immédiates*, ou *intégrantes*, ou *essentielles*, etc. ; et ils prétendaient fonder là-dessus leurs indications curatives.

L'analogisme des empiriciens s'arrêtait à des qualités qu'on regardait comme superficielles, peu importantes et trop mobiles ; leur épilogisme ne tendait qu'à la découverte des causes étrangères à l'organisme et dont on ne déterminait nullement le mode d'action. En outre, ces théoriciens rejetaient d'une manière beaucoup trop absolue les lumières de l'anatomie et de la physiologie. Ils ne comprirent pas que sans elles le diagnostic manque de précision dans une foule de cas, c'est-à-dire qu'on est exposé à considérer comme homogènes des maladies très-dissemblables, et comme hétérogènes des affections qui ont entre elles la plus grande analogie.

Le système empirique, tel qu'il nous a été transmis par les

historiens de la médecine, renfermait l'esprit humain dans un cercle trop étroit. Or l'esprit humain est ainsi fait, qu'il préfère s'égarer en dépassant les limites qui lui ont été imposées par le Créateur, que de rester en deçà. A une époque où les philosophes prétendaient expliquer l'énigme de l'univers ou du *macrocosme* par des spéculations sur les atomes, sur les éléments, ou sur la puissance harmonisatrice, comment interdire aux physiologistes les spéculations sur le principe moteur de l'économie animale, sur les humeurs élémentaires du corps humain, sur les causes primordiales et les phénomènes constitutifs des maladies, sur l'action intime des remèdes, etc. ?

Ce système fut rejeté comme s'arrêtant à des apparences grossières, sur le terrain mouvant de l'expérience, comme ne donnant aucune satisfaction à notre désir naturel de connaître, et n'offrant à l'art de guérir aucune base fixe et solide. En conséquence, on abandonna la voie primitive de l'observation pure; on chercha une autre route et d'autres principes, qui semblaient tendre plus directement au but final de la science médicale, la conservation de la santé et la guérison des maladies. On fit le raisonnement suivant :

Pour trouver les moyens les plus propres à conserver la santé et la vie du corps, il faut savoir de quelles parties celui-ci est composé, quels éléments le constituent, quelles forces le soutiennent, quelles lois régissent l'action de ces forces ; de même, pour être en état de guérir sûrement les maladies, il faut en connaître le mode de formation, les causes génératrices, les phénomènes essentiels. Voilà l'unique source où l'on peut puiser des indications rationnelles de traitement. A défaut de ces connaissances, le médecin ressemble à un aveugle armé d'un bâton qui frappe au hasard sur la maladie ou sur le malade.

Telle est l'argumentation qu'on ne cesse de faire, sous mille variantes, depuis Hippocrate, et sur laquelle on se fonde pour mettre au premier rang des branches de la science médicale la physiologie et la pathologie, et pour rejeter la thérapeutique dans un plan secondaire, comme n'étant qu'une déduction, un corollaire des deux précédentes. Consultez les théoriciens les plus fameux de l'antiquité et des temps modernes, tous, ou à peu près tous, reproduisent le même raisonnement en termes plus ou moins explicites.

§ II. — Conséquences de cette révolution scientifique.

Du moment qu'il fut admis, en principe, que la physiologie et la pathologie sont la base de la thérapeutique ; que le traitement d'une maladie quelconque doit être déduit logiquement de l'idée qu'on se forme de sa nature, de ses phénomènes intimes, de ses causes ; dès ce moment, dis-je, toutes les recherches des médecins durent avoir pour but principal de déterminer les lois de la vie, la nature et le mode de génération des affections morbides. Dès lors aussi toute médication dont les effets pouvaient s'expliquer suivant les idées physiopathologiques du jour fut censée rationnelle. Toute médication, au contraire, dont les effets ne se prêtaient nullement à une pareille interprétation, fut censée non rationnelle ou illogique, quelle que fût d'ailleurs son efficacité.

Dans cet ordre d'idées, notez-le bien, l'épreuve thérapeutique cesse d'être le critérium suprême de la vérité en médecine, le dernier mot, *ultima ratio*, que l'on puisse donner pour justifier le choix d'un traitement. Oui, selon cette manière de voir, le dernier mot, *ultima ratio*, de la médecine pratique, c'est l'interprétation physiologique de l'action curative des médicaments. Tel est le plan, tel est l'ordre d'idées d'après lequel ont été constitués tous les systèmes de médecine anciens et modernes, à l'exception de l'empirisme seul. Hippocratistes, méthodistes, éclectistes, mécaniciens, chémiâtres, solidistes, humoristes, organiciens, animistes, etc., toutes ces sectes médicales, si divisées entre elles, s'accordent en ce point, qu'elles subordonnent leurs méthodes curatives à quelque idée ou quelque notion physio-pathologique.

Si, laissant de côté les théories éteintes avant la fin du dernier siècle, on jette un coup d'œil rapide sur celles de notre âge, on se convaincra facilement de la vérité de ce que j'avance.

ORGANO-DYNAMISME. — Haller venait de publier sa grande *Physiologie;* ses expériences sur l'irritabilité avaient rempli le monde savant d'admiration. Brown, aussi profond logicien qu'observateur superficiel, ayant concentré ses méditations sur cette propriété physiologique, crut pouvoir expliquer par elle tous les phénomènes de la vie, et fonder sur cette base un système complet de médecine. Il affirme que la vie tout entière, en santé comme en maladie, est un effet de la stimulation, et de la *stimulation seulement ;* que toute affection morbide consiste dans un excès ou un défaut de stimulus ; que le résultat de toute action curative se réduit à l'accroissement ou la diminution de l'excitement (1).

Les rasoriens, adoptant la même idée, ne voient dans les maladies qu'un excès ou un défaut de la force vitale, une hypersthénie ou une hyposthénie ; et, dans l'action des modificateurs thérapeutiques, qu'un accroissement ou une diminution de cette force. Mais ils se séparent des browniens, en ce que ceux-ci considèrent l'incitabilité comme uniformément répandue dans l'économie animale, tandis que les disciples de Rasori la considèrent comme répartie inégalement dans les divers tissus et les divers organes. Les premiers n'admettent que des maladies générales et des excitants généraux ; les derniers reconnaissent des affections spéciales, soit par leur siége, soit par leur nature, et des remèdes dont l'action se porte de préférence sur tels ou tels organes.

Broussais ne changea rien non plus à la donnée physiologique de Brown ; il en convient lui-même expressément. « Brown, dit-il, posa d'abord en principe que la vie ne s'entretient que par l'incitation, et que vivre n'est autre chose

____

(1) *Eléments de médecine de Brown,* traduits de l'anglais par Fauquier, Paris, 1805. Chapitre III, § 22-23.

qu'être excité. Jusqu'ici rien de mieux ; il est bien évident que tout ce qui nous fait vivre n'a pour effet perceptible, au sens de l'observateur, que de ranimer les phénomènes auxquels nous attachons l'idée de vie, lorsqu'ils allaient en diminuant et semblaient tendre à s'anéantir. Mais, pour tirer parti de ce principe, il fallait étudier toutes les parties du corps en rapport avec les agents externes excitants, rechercher comment les organes s'excitent réciproquement les uns les autres, étudier attentivement les effets des excitants externes et internes dans chacun des tissus dont les organes sont composés. Or c'est ce que Brown ne fit pas; car cette manière d'étudier l'excitation n'est autre chose que la doctrine française, qui porte le nom de doctrine, ou, si l'on veut, de méthode physiologique (1). »

Dans ce passage, Broussais caractérise avec beaucoup de netteté la théorie de Brown et la sienne. On voit qu'il adopte sansaucune restriction le principe physiologique de l'Écossais, mais qu'il étudie les effets de l'excitation, non dans l'ensemble de l'économie, mais sur chaque tissu, sur chaque organe en particulier, à la manière des rasoriens.

En quoi diffère-t-il donc de ces derniers ? demanderez-vous peut-être. — En ce que ceux-ci considèrent l'action spéciale de la plupart des modificateurs externes sur chaque partie de l'organisme comme abirritative ou hyposthénisante ; tandis que le pathologiste français considère cette même action comme hypersthénisante ou irritative (2).

Voilà donc trois logiciens d'une force peu commune, qui déduisent de la même idée physiologique trois systèmes, dont les conclusions pratiques sont opposées ou très-différentes : spectacle curieux et instructif, bien propre à nous rendre circonspects sur les applications de la physiologie à la thérapeutique. En vain le réformateur français attribue à sa doctrine l'épithète exclusive de physiologique ; cet artifice de langage

(1) *De l'irritation et de la folie*, 2ᵉ édit. Paris, 1839, chap ii, p. 45.
(2) Voyez ma première lettre, § 4.

ne saurait en imposer à personne : il est bien évident que sa doctrine ne dérive pas plus de la physiologie que les deux précédentes, ni que celles dont il va être question tout à l'heure. Seulement chacun de ces systématistes eut la prétention de mieux entendre la physiologie que ses prédécesseurs et ses adversaires.

Vitalisme. — Vers la fin du dernier siècle et le commencement de celui-ci, un esprit des plus vastes et des plus profonds dont s'honore la médecine française, P. J. Barthez, se proposa également d'établir la pratique médicale sur la physiologie, dans un ouvrage intitulé : *Nouveaux Eléments de la science de l'homme.* Il déclare lui-même dans un discours préliminaire que tel est son but et son espérance : « Indépendamment de son utilité dans la métaphysique et la morale, la science de l'homme physique présente, dit-il, à la curiosité un aussi grand attrait qu'aucune autre science, et elle acquiert le plus haut degré d'intérêt, lorsqu'on voit qu'elle fait la base des connaissances nécessaires à l'art de guérir (1). » Il insiste, dans plusieurs autres passages du même discours, sur l'union nécessaire qui existe entre la physiologie et la médecine pratique, et il termine par un mouvement d'indignation contre ceux qui ne partagent pas sa conviction à cet égard (2).

Barthez admet dans le corps humain trois ordres de forces ou trois dynamismes : 1° un agrégat matériel qui obéit aux lois physico-chimiques ; 2° une force harmonisatrice qu'il nomme principe vital, force qui, répandue dans toutes les parties, et ne résidant sur aucune exclusivement, les fait sympathiser les unes avec les autres, coordonne leurs mouvements vers un but commun, la conservation de la vie, et agit en toutes choses automatiquement, d'après des lois particulières, sans avoir la conscience ni de son existence ni de ses actes ; 3° enfin, un principe immatériel appelé âme, doué de sponta-

---

(1) *Nouveaux Eléments de la science de l'homme.* Paris, 1806.— Discours préliminaire, page 1.

(2) *Ibidem,* dernier alinéa, page 45.

néité, de conscience et de perception, capable d'influer accidentellement sur les fonctions vitales.

Voici un passage, entre beaucoup d'autres, où ce triple
dynamisme est clairement indiqué : « Les suites de la mort de
l'homme, dit cet auteur, sont relatives à la dissolution du
corps, à l'extinction des forces du principe vital et à la sépa-
ration de l'âme... Autant qu'est sensible cette métamorphose
de la partie terrestre de l'homme, autant est douteux le sort du
principe vital après la mort. Si ce principe n'est qu'une faculté
unie au corps vivant, il est certain qu'à la destruction de ce
corps il rentre dans le système des forces de la nature universelle. S'il est un être distinct du corps et de l'âme, il peut périr
lors de l'extinction de ses forces dans le corps qu'il anime,
mais il peut aussi passer dans d'autres corps humains et les
vivifier par une espèce de métempsycose (1). »

Barthez doutait si le principe vital a une existence propre,
distincte de celle du corps et de l'âme, ou s'il n'est qu'une
modalité de la matière organisée, une force unie nécessairement à la combinaison matérielle dont chaque corps est
formé (2). M. Lordat, héritier et continuateur de sa doctrine,
n'hésite pas à lever le doute ; il affirme que le principe mys-
térieux qui donne l'impulsion à l'économie animale jouit
d'une existence propre, séparée de celle du corps et de l'âme.
Il consacre à la démonstration de cette opinion un livre
entier, sous le titre d'*Insénescence du sens intime.*

Il faut l'avouer, l'Ecole de Montpellier me paraît en possession d'une vérité physiologique d'une haute importance,
qu'elle a raison de ne pas abondonner. Sa doctrine sur le
principe vital ou la force harmonisatrice des corps organisés
est bien justement nommée hippocratique. Elle est, en effet,
consignée dans plusieurs des écrits attribués au médecin de Cos,
lequel donne à la force harmonisatrice de l'organisme vivant

(1) *Nouveaux Eléments de la science de l'homme,* dernier chapitre, § 316 et 317, tome II, page 336.
(2) *Ibidem,* chap. II, section IIe, § 26 et suiv., tome I, page 97.

des noms divers. Il appelle cette force, suivant l'aspect sous lequel il l'envisage, tantôt moteur, ἐνορμῶν, tantôt nature, φύσις, etc. On lit, entre autres choses, dans le *Traité de l'aliment* : « La nature suffit à tout et pour tout... Dans l'intérieur est *un agent inconnu* qui travaille pour le tout et pour les parties, quelquefois pour certaines, non pour d'autres... La nature est une en tout, mais infiniment variée... Il n'y a qu'un but, il n'y a qu'un effort, tout le corps y participe ; c'est une sympathie universelle (1). » Aujourd'hui le vitalisme se divise en deux camps, celui des bi-dynamistes ou de l'Ecole de Montpellier et celui des mono-dynamistes ou des animistes dont la *Revue médicale* est l'organe le plus autorisé ; mais sous le rapport de la pathologie et de la thérapeutique ces deux vitalismes se confondent. (Voyez ma dixième lettre ci-après).

Cette opinion hippocratique, qui dérive de la philosophie de Pythagore, renouvelée par Leibnitz, a été adoptée par un grand nombre de naturalistes et de médecins de tous les pays et de tous les temps. Elle paraît suivie généralement en Allemagne ; J. Muller, professeur à l'Université de Berlin, après l'avoir discutée avec beaucoup de profondeur et d'impartialité, finit par incliner vers elle (2). Mais nous n'avons pas à examiner ici jusqu'à quel point une telle doctrine est fondée en physiologie ; nous ne devons nous occuper que de ses conséquences en médecine pratique.

Or, du moment qu'on reconnaît dans la nature humaine un triple dynamisme, savoir : un agrégat matériel, une force vitale harmonisatrice et une essence immatérielle dont les déterminations réagissent quelquefois sur l'organisme vivant, il faut admettre que chacun de ces dynamismes se relève aux yeux de l'observateur par des fonctions spéciales, lesquelles

(1) *Hippocrate, OEuvres*, traduites par E. Littré. T. IX, *Traité de l'aliment*, § 3 et 4.

(2) *Manuel de physiologie*, trad. par Jourdan, avec des additions par E. Littré. — Prolégomènes. — Essence de l'organisation vivante. — Paris, 1851, tome I, page 16.

peuvent être lésées soit séparément, soit simultanément. De là trois classes générales de maladies : la première classe comprenant les altérations physico-chimiques des solides et des fluides ; la seconde, les lésions de la force ou des propriétés vitales ; la troisième, les affections de l'âme. Telle est, en effet, la classification nosologique indiquée par Barthez (1).

Je ne veux pas toucher ici les objections graves que pourrait soulever cette classification des maladies ; je passe immédiatement aux conséquences pratiques qui en découlent, suivant son auteur, dont voici les expressions : « Ma doctrine nouvelle sur les facultés et les fonctions du principe vital étant sévèrement déduite des faits et indépendante de tous les systèmes des différentes sectes dans la science de l'homme, elle n'exclut aucune des vues qui sont essentielles pour reconnaître, perfectionner et multiplier utilement toutes les méthodes *naturelles*, *analytiques* et *empiriques* que l'art de guérir peut embrasser dans le traitement des divers genres de maladies (2). »

Laissons maintenant M. Lordat nous expliquer quelles sont les méthodes thérapeutiques auxquelles il est fait ici allusion : « Les méthodes naturelles, dit-il, sont celles qui ont pour objet de favoriser, d'accélérer ou de régulariser la marche des maladies qui tendent à une solution heureuse... Les méthodes analytiques sont celles où, après avoir décomposé une maladie dans les affections essentielles dont elle est le produit, ou dans les maladies plus simples qui s'y compliquent, on attaque directement ces éléments de maladies par des moyens proportionnés à leurs rapports de force et d'influence... Les méthodes empiriques sont celles dont l'expérience a constaté l'efficacité, mais dont les effets immédiats et primitifs n'ont point avec la guérison de

____

(1) *Nouveaux Eléments de la science de l'homme.*— Discours préliminaire. iiie section, page 33.

(2) *Ibid.,* page 45.

maladie un rapport que notre esprit puisse saisir (1). »

Cette classification des méthodes thérapeutiques est très-importante, et mériterait une discussion approfondie, que je ne puis entamer ici, mais qu'on peut lire *in extenso* dans mon *Histoire de la médecine* (2). »

Je n'ajouterai à ce que j'en ai dit alors qu'une simple réflexion : Comment Barthez, qui prétend fonder la thérapeutique sur la physiologie, n'a-t-il pas vu qu'il n'existe aucune liaison rationnelle, aucune corrélation que l'esprit humain puisse saisir entre son triple dynamisme ou son ternaire physiologique et les trois modes ou plans généraux de curation tracés ci-dessus ?

Toutefois, loin de le blâmer d'avoir essayé de rendre la médecine pratique indépendante de tous les systèmes de physiologie et de pathologie, je l'en loue hautement. Ce dont je le blâme, c'est de n'avoir pas su l'affranchir de son propre système, comme de ceux des autres. Il aurait pu alors fonder une doctrine thérapeutique vraie et durable, au lieu qu'il n'a fait que jeter un trait de lumière sur cette branche si importante et si difficile de la science médicale.

Néanmoins ce trait de lumière est un service rendu à la postérité qui l'a recueilli, et qui, le dégageant de l'obscurité et des erreurs dont il est encore enveloppé, saura en faire jaillir une clarté vive et féconde.

HOMŒOPATHIE. — Personne ne s'est élevé avec plus de force et de persévérance contre tous les systèmes de physiologie et de pathologie que l'auteur de la doctrine homœopathique. Il leur fait une guerre à outrance dans tous ses écrits, mais particulièrement dans un opuscule intitulé : *Valeur des systèmes en médecine*, et dans le paragraphe de sa *Matière médicale* qui a pour titre : *Un Souvenir*. Il déclare hautement que la médecine n'est et ne peut être qu'une

____

(1) *Exposition de la doctrine médicale de Barthez*, par M. Lordat ; de la page 293 à 302.

(2) Tome II, page 429.

science *empirique*, de même que la physique et la chimie (1).
Il accuse les pathologistes, tantôt de créer des entités morbides imaginaires et purement nominales, au moyen de
symptômes groupés arbitrairement, tantôt de chercher la
cause des maux dont l'homme est affligé dans les profondeurs
d'abstractions physiologiques, telles que les degrés divers
des lésions que la sensibilité, l'irritabilité, la nutrition, peuvent subir. Il les attaque par les armes de la raison et du
ridicule ; il les adjure, au nom de la conscience et de la religion, de renoncer à de pareilles erreurs.

Qui ne croirait, après tant de déclamations, que le fondateur de l'homœopathie, l'inventeur des doses infinitésimales,
va s'abstenir de toute explication physiologique ; qu'il n'in-
voquera, en faveur de sa doctrine, que l'expérience, l'*expérience pure*, comme il le répète incessamment ? Eh bien,
détrompez-vous. Toute l'exposition de son système n'est,
d'un bout à l'autre, qu'une théorie physio-pathologique, une
longue dissertation sur l'essence des maladies et sur l'action
intime des médicaments. Il vous dira, par exemple, que les
maladies ne sont que *des altérations immatérielles d'un
principe vital insaisissable*. D'où il conclut qu'on doit les
combattre par des puissances de même espèce, c'est-à-dire
par la vertu spirituelle des médicaments (2).

Il assure que deux affections, semblables par leurs symptômes, mais différentes par leur essence, s'anéantissent toujours quand elles se rencontrent dans le même organisme; et il
le prouve, non par des observations, mais par une argumentation des plus subtiles, une hypothèse des plus arbitraires (3).

---

(1) La vraie médecine est, de sa nature, une science simplement
empirique, et ne peut s'attacher qu'à des faits purs et à des phénomènes sensuels appartenant à sa sphère... Dans les sciences simplement empiriques, comme la physique, la chimie, la médecine, l'esprit
uniquement spéculatif ne doit obtenir aucune voix décisive. (*Organon
de l'art de guérir*. Préface de la deuxième édition. Traduction de
Brunnow, pages 39 et 40.)

(2) *Organon*, § 53, et *alibi passim*. — (3) *Ibidem*, § 40.

Je ne m'étendrai pas davantage sur cette doctrine, que je me propose de soumettre plus tard à un examen particulier. Il me suffit, pour le moment, d'avoir démontré, preuves en main, que Samuel Hahnemann, après avoir vertement réprimandé les théoriciens qui prétendent fonder la thérapeutique sur des considérations tirées de la physiologie et de la pathologie, tombe lui-même dans la faute qu'il reproche aux autres.

Au reste, un physiologiste d'une bien plus haute portée, Bichat, a commis une inadvertance toute pareille : après avoir accusé l'influence des théories physio-pathologiques d'être la cause de l'instabilité des dénominations dans la matière médicale, et du vague, de l'incohérence de la thérapeutique, il nous rejette dans la même ornière, en affirmant que l'action des agents curatifs se réduit à ramener les forces vitales à leur type naturel, dont elles s'étaient écartées par les maladies (1).

ECLECTISME. — Je ne dirai ici que deux mots de cette doctrine, dont je parlerai ailleurs plus longuement. Je veux faire observer seulement qu'elle aspire, comme les précédentes, à établir ses indications curatives sur des aperçus, des données physio-pathologiques. L'éclectiste n'accepte entièrement aucune des interprétations physio-pathologiques proclamées par les divers systèmes; mais il n'en repousse non plus aucune d'une manière absolue. Il prétend puiser dans chacune d'elles ce qui est à sa convenance, sans s'assujettir à aucune règle fixe, et mettant en balance, pour se décider sur chaque cas particulier, l'expérience avec la raison. Mais dans quelles limites interroge-t-il ces deux facultés ou ces deux modes d'acquisition ? Voilà ce que l'éclectiste ne dit jamais ; en sorte que rien ne nous garantit que dans son choix il n'adopte pas l'erreur plutôt que la vérité, la fiction décevante plutôt que la réalité.

L'éclectisme médical échappe à toute description générale par l'absence d'une formule commune, d'un symbole dé-

______

(1) *Anatomie générale.* — Considérations générales, § 2, pages 9 et 10.

terminé. Les éclectistes n'ont entre eux bien souvent aucune autre communauté que le nom et une aversion prononcée pour les discussions de principes. Mais toujours est-il que, loin de repousser les théories physio-pathologiques, ils les recherchent et ils s'efforcent d'en déduire leurs méthodes de traitement.

§ III. — Conclusion.

Nous avons vu qu'à une époque indéterminée de l'histoire de la médecine, il s'était opéré dans cette science une révolution capitale ; qu'on avait abandonné la voie de l'observation pure pour suivre une autre route, en apparence plus courte, plus sûre, plus rationnelle, pensant que l'étude des éléments de l'organisme et de leurs propriétés, des lois qui régissent les fonctions de l'économie animale, des causes et de la génération des maladies, devait asseoir l'art de guérir sur une base plus ferme que les résultats bruts de l'expérience. Dès lors il s'établit parmi les médecins une opinion générale qui considère la thérapeutique comme une déduction, un corollaire des lois de la physiologie et de la pathologie.

Une secte seule, dans l'antiquité, résista à cet entraînement et essaya de tracer un autre plan d'études, d'autres règles de pratique ; mais elle s'éteignit après un éclat passager ; et son nom, sa mémoire, furent longtemps honnis par la postérité médicale. Toutefois, depuis la renaissance des lettres en Europe, plus d'un philosophe, plus d'un médecin de haute réputation a osé porter un jugement moins sévère sur sa doctrine. Les témoignages en faveur de l'empirisme raisonné ne manquent pas parmi les écrivains des deux derniers siècles, et ces témoignages deviennent de plus en plus nombreux et imposants, à mesure qu'on s'approche de l'époque actuelle.

Aujourd'hui, sans arborer ostensiblement le drapeau de l'empirisme, une multitude d'auteurs s'inspirent de son esprit, proclament ses maximes. Ceux mêmes qui le combattent le plus vivement dans leurs livres, en théorie, n'hésitent pas à le prendre pour guide dans la pratique, au lit des malades. Il existe même à Paris une classe entière de médecins, réunis sous le titre de *Société médicale d'observation*, qui a émis des principes et une méthode évidemment empiriques, et dont la doctrine, quoique encore à l'état embryonnaire, compte en France, ainsi qu'à l'étranger, de nombreux approbateurs (1).

En résumé, il règne actuellement dans la médecine trois opinions, trois méthodes générales : l'une, qui prétend déduire toutes les indications thérapeutiques des lois de la physiologie et de la pathologie : nous la désignerons par le mot *physio-pathologisme ;* l'autre, qui affirme qu'aucun mode de traitement ne saurait découler des notions physio-pathologiques d'une manière directe et immédiate, qui tire toutes ses règles pratiques des résultats purs de l'expérience : c'est l'antique empirisme, que nous nommons empirisme rationnel ou *empiri-méthodisme ;* la troisième enfin, qui puise ses indications curatives tantôt dans les idées physio-pathologiques, tantôt dans les données brutes de l'expérience : c'est l'*éclectisme médical.*

Ces trois opinions, ces trois méthodes, sont contradictoires, comme il est aisé de le voir ; de la vérité de l'une s'ensuit nécessairement la fausseté des deux autres. Il est donc de la dernière importance de faire un choix raisonné ; car de ce choix dépend tout l'avenir de la pratique médicale. Rester dans le doute est impossible, du moins en pratique ; se décider au hasard dans une matière qui intéresse à un si haut point la santé et la vie des hommes, ne serait le fait ni d'un philosophe ni d'un honnête homme. Nous allons en conséquence traiter, avec tout le développement qu'elle mérite, dans notre prochaine missive, cette question capitale : *La physiologie pathologique peut-elle être, oui ou non, en totalité ou en partie, le fondement direct et immédiat de la thérapeutique ?*

(1) *Mémoires de la Société médicale d'observation,* tome I, 1837, — t. II, 1843, — t. III, 1856.

QUATRIÈME LETTRE.

LA PHYSIOLOGIE PATHOLOGIQUE PEUT-ELLE ÊTRE, OUI OU NON, EN TOTALITÉ OU EN PARTIE, LE FONDEMENT DIRECT ET IMMÉDIAT DE LA THÉRAPEUTIQUE ?

§ I. — État actuel de la science relativement à cette question.

J'ai dit, en terminant ma précédente lettre, que trois opinions contradictoires étaient en présence au sujet de la question énoncée ci-dessus : l'une, qui a pour appui les systématistes modernes les plus fameux, tels que Stahl, Barthez, Brown, Bichat, Rasori, Broussais et leurs nombreux sectateurs, affirme qu'il n'y a de thérapeutique rationnelle que celle qui découle de la connaissance exacte de la maladie et du mode d'action physiologique des agents curatifs. Tous ces illustres théoriciens, dont les doctrines se sont partagé le monde médical, supposent que la physiologie pathologique est la seule base raisonnable et nécessaire de la médecine pratique. Tous prétendent faire dériver de cette unique source leurs méthodes de traitement et l'explication des effets qu'ils en obtiennent. Je les nomme physio-pathologistes purs.

La seconde opinion est celle des vitalistes moins exclusifs et des organiciens moins purs, de tous ceux, en un mot, qui, sous des noms divers, font un éclectisme plus ou moins avoué. Ces médecins conviennent, avec les précédents, que la connaissance de la nature intime des maladies et du mode d'action moléculaire des médicaments constitue, en effet, le meilleur fondement de la thérapeutique. Mais ils ajoutent que, à défaut de cette connaissance, qui, trop souvent nous manque, l'observation brute des effets médicamenteux ou l'empirisme peut nous servir de guide, et nous fournir, contre certaines maladies, des moyens de guérison plus sûrs, plus efficaces, que ceux qui sont indiqués par la médecine dite rationnelle. Ils regardent l'explication physiologique de l'action des remèdes comme le dernier perfectionnement de l'art, le but final de la science ; mais ils pensent que nous sommes encore très-éloignés de ce degré de perfection dans bien des cas (1).

Troisièmement, enfin, il y a des auteurs qui assurent que l'expérience brute ou l'observation pure des effets sensibles des remèdes est la base fondamentale de la thérapeutique. Ceux-ci nient positivement que les lumières de la physiologie et de la pathologie puissent jamais devenir la source immédiate des indications curatives, ni fournir une explication rationnelle des effets thérapeutiques. J'ai désigné cette secte de médecins par les noms d'empiristes rationnels ou d'empiri-méthodistes (2).

(1) Voyez, entre autres : Andral. — *Clinique médicale*, deuxième édition, avant-propos, page vj. — *Cours de pathologie interne*. Considérations préliminaires ;

Bouillaud. — *Nosographie médicale*. Paris 1846, 5 vol. in-8° ;

Forget, professeur à Strasbourg. — *Traité de l'entérite folliculeuse*. Paris, — 1841. Feuilleton de l'*Union médicale*, 24 et 27 février 1849. — *Principes de thérapeutique générale et spéciale ou Nouveaux Éléments de l'art de guérir*. Paris, 1860 ;

Frank (Joseph). — *Pathologie interne*. Traduction française, dans l'*Encyclopédie des sciences médicales* ;

Gendrin. — *Traité philosophique de médecine pratique*. — NOTA. Cet auteur combat l'éclectisme, et cependant je crois qu'il doit être rangé parmi les éclectistes, ainsi que beaucoup d'autres ;

Guérin (Jules). — *Mémoire sur l'éclectisme en médecine*, 1831 ;

Piorry. — *Traité de pathologie iatrique ou médicale*, 1841, tome I ;

Requin. — *Eléments de pathologie médicale*, 1843, t. I ;

Réveillé-Parise. — *Etude de l'homme dans l'état de santé et de maladie*, 1845, tome I, page 150 ;

Trousseau et Pidoux. — *Traité de thérapeutique et de matière médicale*, troisième édition. Introduction, 1847. — Trousseau, *Clinique médicale de l'Hôtel-Dieu de Paris*, tome I, 1860.

(2) Voici quelques auteurs qui ont professé plus ou moins explicitement cette doctrine :

Bérard (F.). — *Doctrine médicale de l'École de Montpellier*, pages 198 à 201, et 423 à 459 ;

Becquerel. — *De l'empirisme en médecine*. Thèse pour le concours à l'agrégation. Paris, 1844 ;

Gibert. — *Fragment de thérapeutique et de médecine pratique*, 1846 ;

Une remarque générale à faire sur tous les écrivains modernes de médecine, à quelque catégorie qu'ils appartiennent, c'est qu'ils n'hésitent pas à résoudre ou plutôt à trancher la grande question qui fait le sujet de cette lettre ; mais qu'ils n'appuient d'aucune preuve la solution qu'ils en donnent. Chacun d'eux s'imagine apparemment que l'opinion qu'il professe à cet égard est si claire, si évidente, qu'il suffit de l'énoncer ; et il se dispense, sur cette croyance, d'en chercher la démonstration.

Cependant ils devraient considérer, les uns et les autres, que cette évidence n'est pas telle, que tous les esprits en soient illuminés ; puisqu'il se trouve parmi leurs contemporains bon nombre de savants distingués, de praticiens respectables, qui professent des principes tout différents ou même contraires. Cette considération doit, ce me semble, ébranler la foi de chacun dans la doctrine qu'il a embrassée, et l'engager à nous suivre dans l'examen du problème fondamental posé ci-dessus.

§ II. — Axiomes philosophiques devant servir à la solution de ce problème.

I. Les objets sensibles ne nous étant connus que par les impressions qu'ils font sur nos sens, notre esprit n'aperçoit rien dans ces objets au delà des sensations qu'ils excitent en nous.

II. Aucune opération corporelle, ni aucun acte de l'âme sur ses propres facultés ou sur ses idées, ne saurait nous faire concevoir la force agissante des causes, ou le rapport nécessaire qu'elles ont avec leurs effets.

Laennec. — *Traité de l'auscultation médiate,* deuxième édition. Préface, pages xxv et xxxi ;

Louis. — *Mémoire de la Société médicale d'observation,* tome I, page 42 ;

Valleix. — *Guide du médecin praticien,* troisième édition. Paris, 1854, tome I, avant-propos.

Devons-nous ranger sur la même ligne :

Chomel. — *Pathologie générale ;*

Grisolle. — *Traité élémentaire et pratique de pathologie interne?*

Corollaire. — Dans la succession des phénomènes naturels, rien ne nous présente l'idée de causalité ou de liaison nécessaire de cause à effet. Mais, quand une succession de phénomènes est constante, l'esprit humain qui l'observe assidûment, et qui souvent même peut la prévoir, est porté à croire que ces phénomènes se succèdent parce qu'ils sont enchaînés l'un à l'autre. — Une boule, par exemple, lancée sur un plan horizontal, vient heurter une autre boule qui était en repos; aussitôt celle-ci se meut à son tour. L'impulsion de la première sera regardée comme la cause du mouvement de la seconde ; cependant notre esprit n'aperçoit aucune liaison nécessaire entre ces deux phénomènes : mais leur succession constante, qui se manifeste chaque fois qu'on renouvelle l'épreuve, nous porte à croire que ces phénomènes se succèdent parce qu'ils sont liés l'un avec l'autre : *voilà une connaissance et une certitude empiriques.*

Les deux axiomes ci-dessus et le corollaire qui les suit doivent être regardés comme des principes incontestables, attendu qu'ils sont conformes à la doctrine de toutes les écoles philosophiques modernes sur cette matière. On peut en trouver aisément la substance dans les écrits de Bacon (1), Locke (2), Hume (3), et Condillac, pour l'école sensitique ou empirique (4) ; dans ceux de Thomas Reid et de ses disciples, pour l'école écossaise, dite du sens commun (5) ; dans ceux de Kant, pour l'école spiritualiste ou rationaliste (6) ; enfin dans ceux de

---

(1) Bacon de Verulam. — *Organum novum,* livre I, chap. i.

(2) Locke. — *Essai philosophique sur l'entendement humain,* livre IV, chap. iii, § 16 et 26.

(3) Hume. — *Recherches sur l'entendement humain.*

(4) Condillac. — *Essai sur l'origine des connaissances humaines.*

(5) Thomas Reid. — *Recherches sur l'entendement humain,* traduction française de 1768 ; tome I. Introduction, page 3 ; tome II, chap. vi, page 261.

(6) Kant. — *Critique de la raison pure,* traduite par Tissot ; tome I, page 291 ; tome II, page 247.

M. Cousin et de ses nombreux sectateurs, pour l'école éclectique actuelle (1).

A ces autorités il faut joindre celle de Barthez, dont la doctrine, quoique vieille d'un demi-siècle, remplit encore de son
esprit l'Université de Montpellier (2) ; et celle de M. Buchez,
qui a émis en 1838, sur les études médicales et historiques
des vues aussi neuves que profondes. Selon ce dernier, le
but de la science est de prévoir, et il existe deux degrés de
prévision : le premier consiste dans la connaissance de l'ordre
de succession des phénomènes; le second, dans la connaissance
de la loi de génération de ces mêmes phénomènes. Or deux conditions sont indispensables pour qu'on puisse arriver à la connaissance de l'ordre de succession des phénomènes : 1° *que les
phénomènes de même ordre et de même nature se succèdent
toujours suivant une constante inconnue, mais invariable ;
2° que la succession tout entière de ces phénomènes ait été
observée, une fois au moins, dans toute son étendue.*

Cela posé, notre médecin philosophe examine le degré de
prévision que chaque branche de l'encyclopédie humaine lui
paraît avoir atteint, et voici comment il s'exprime au sujet de
la physiologie : « Dans les sciences des corps organisés, la
prévision scientifique se réduit partout à la connaissance
encore incomplète de l'ordre de succession des phénomènes.
Ainsi en est-il surtout en médecine, car là, soit que vous
étudiiez le développement d'une modification pathologique,
soit que vous observiez l'ordre dans lequel les phénomènes se
succèdent pour constituer une affection morbide, soit qu'enfin
vous analysiez les effets successifs engendrés par l'introduction
dans l'économie animale d'un agent thérapeutique, toujours
et partout votre unique but aujourd'hui est d'arriver à con-

(1) Cousin. — *Cours de l'histoire de la philosophie moderne,* édition
de 1846; tome I, pages 247, 248, 254.

(2) Voyez divers passages des *Nouveaux Éléments de la science de
l'homme,* entre autres, d'abord la première note de la première section du discours préliminaire; ensuite le § 3 du chapitre 1er ; enfin la
troisième note du même chapitre.

naître l'ordre dans lequel se succèdent les phénomènes d'une nature déterminée, afin que, dans les successions semblables que vous rencontrerez par la suite, vous puissiez prévoir les termes à venir au moyen des termes accomplis ; et toujours et partout votre prévision scientifique s'arrêtera là, jusqu'à ce que la formule générale des corps organisés nous ait été donnée (1). »

Devant une si grande masse de témoignages éminents, le scepticisme devient impossible. Une doctrine qui a obtenu l'assentiment de tant de philosophes, d'ailleurs si divisés entre eux, ne saurait nous induire en erreur ; nous pouvons donc nous appuyer avec confiance sur elle pour résoudre l'important et difficile problème énoncé en tête de cette lettre.

§ III. — Réponse à cette question : La physiologie pathologique peut-elle être, oui ou non, en totalité ou en partie le fondement direct et immédiat de la thérapeutique ?

Il est aisé de voir que cette question revient à la suivante : Connaissant la série des phénomènes qui constituent une affection morbide, peut-on en déduire *à priori* la connaissance des effets successifs qui résulteront de l'intervention d'une force nouvelle (un agent thérapeutique) au milieu de ces phénomènes ? Notre réponse à la question ainsi posée n'est pas douteuse, si l'on se rappelle nos axiomes philosophiques et le commentaire de M. Buchez. Non, disons-nous, non, il n'est pas possible que la connaissance d'une succession de phénomènes morbides nous fasse prévoir les changements qu'un agent curatif introduira dans une semblable succession, avant que ces changements aient été observés au moins une fois.

Les lumières de la physiologie pathologique, quelque degré de perfection qu'elles atteignent, ne peuvent jamais nous donner la prévision des effets qu'un agent thérapeutique doit engendrer dans l'économie animale, avant que ces effets aient

____

(1) Buchez. — *Introduction à l'étude des sciences médicales*, Paris, 1838, première leçon.

été observés directement. D'où il suit que les indications qui découlent des connaissances physio-pathologiques sur l'opportunité d'un traitement se réduisent à de simples conjectures avant que ce traitement ait été essayé une fois au moins. Ce n'est qu'après un premier essai que commence la véritable prévision, c'est-à-dire la science. Donc, *la physio-pathologie ne peut être, dans aucun cas, le fondement direct et immédiat de la thérapeutique.*

Quelques exemples vont éclaircir et confirmer la vérité de cette réponse aux yeux des personnes qui se méfient des principes absolus et abstraits, par suite de l'abus qu'on a fait de ces principes. Mais, afin de ne laisser dans leur esprit aucun nuage, aucun motif de doute, je prendrai ces exemples chez les auteurs mêmes qui sont d'un avis contraire à celui que je viens d'émettre. Je n'aurai à cet égard que l'embarras du choix, car il est de mode aujourd'hui, parmi nos écrivains en médecine, d'établir les indications curatives sur les connaissances physio-pathologiques, plutôt que sur l'observation brute des effets sensibles des médicaments.

Lisez la plupart des traités de médecine qui se publient depuis un demi-siècle, vous en trouverez peu où l'on ne distingue deux sortes de thérapeutiques : l'une, qu'ils nomment rationnelle, c'est-à-dire fondée sur les idées physio-pathologiques du jour ; l'autre, qu'ils nomment empirique ou non rationnelle, c'est-à-dire fondée sur l'observation brute des effets des médicaments. Les écrivains qui établissent une pareille distinction annoncent par là que, à leurs yeux, le choix d'un remède n'est pas suffisamment justifié par la notion expérimentale de son efficacité, et qu'un traitement ne mérite le titre de rationnel qu'autant qu'on peut dire en vertu de quelle modification physiologique il opère la guérison. En un mot, c'est la connaissance de la modification intime produite par les agents curatifs, qui constitue, au dire de ces auteurs, le rationalisme de la thérapeutique, la suprême perfection de l'art.

Voici comment s'exprime à ce sujet un de nos contempo-

rains dont l'opinion est des plus lucides et des plus explicites :
« 1° La médecine est *rationnelle* toutes les fois qu'elle fonde
l'emploi de tels ou tels moyens sur la considération de leurs
effets physiologiques. Ces moyens se trouvent indiqués en
vertu d'un raisonnement dans lequel les effets physiologiques
sont les principes, et les effets thérapeutiques la conclusion.
Il y a un rapport logique entre ceux-ci et ceux-là...

« 2° La médecine est *empirique*, à entendre le mot, non
pas en mauvaise part, mais dans toute la dignité du sens
étymologique, toutes les fois que les moyens qu'elle prescrit
ont pour raison, non une déduction ou induction physiologique, mais uniquement l'expérience clinique. Sans doute, les
médecins peuvent chercher, une fois que l'utilité du moyen
empirique est bien constatée, à s'en rendre compte par des
explications physiologiques plus ou moins plausibles, comme
d'un autre côté ils cherchent à démontrer par le témoignage
de l'expérience la valeur des moyens rationnels ; car le raisonnement et l'expérience doivent naturellement tendre toujours à s'associer dans les préceptes de l'art. Mais, en dernière
analyse, toujours est-il que la distinction des moyens thérapeutiques en rationnels et en empiriques est fondamentalement vraie.

« Que répondra, par exemple, le praticien, lorsqu'on lui
demandera, d'une part, pourquoi il purge un homme con-
stipé, et, d'autre part, pourquoi il purge un homme atteint de
colique saturnine ? A la première question, il répondra *rationnellement :* Je purge pour évacuer les matières fécales. A la
seconde question, il répondra *empiriquement :* Je purge,
parce que la purgation guérit la colique saturnine. » Telle
est, messieurs, l'argumentation que j'extrais littéralement
d'un traité de médecine qui est encore en voie de publication (1).

Pour moi, plus j'examine et je compare les deux réponses
citées dans ce dernier passage, plus je les trouve identiques
au fond, c'est-à-dire également rationnelles et également em-

(1) Requin. *Éléments de pathologie médicale,* Paris, 1843, tome I,
page 250, § 121.

piriques. En effet, quand on répond : Je purge pour évacuer les matières fécales, n'est-ce pas comme si on disait : J'administre tel médicament parce que l'expérience m'a appris qu'il fait cesser la constipation ? De même, quand on répond : Je purge pour guérir la colique saturnine ; n'est-ce pas comme si on disait : J'administre tel médicament parce que l'expérience m'a appris qu'il fait cesser la colique saturnine ? Dans le premier cas, ainsi que dans le second, vous n'avez pas autre chose qu'une notion expérimentale de l'effet thérapeutique. Comment savez-vous, par exemple, que la poudre de jalap provoque l'évacuation des matières fécales ? par l'observation clinique. Comment savez-vous que la même substance apaise la colique saturnine? par l'observation clinique également. Pourquoi donc appelez-vous la connaissance du premier effet *rationnelle*, et la connaissance du second *empirique*? — Ici, vous ne pouvez répondre que par des subtilités, des arguties sophistiques ; ou plutôt votre haute raison, dirigée par les axiomes philosophiques développés ci-dessus, vous fera convenir que vous avez établi une distinction erronée entre des connaissances du même ordre.

Voyons d'autres exemples de médecine prétendue rationnelle ; peut-être soutiendront-ils mieux l'examen que le précédent. « En clinique chirurgicale, dit l'honorable M. Bouillaud, les cas ne sont pas rares où la thérapeutique rationnelle est employée. En effet, ramener un os luxé à sa place naturelle, en faisant agir des puissances dans une direction inverse à celle qu'ont suivie les forces productrices de la luxation ; retirer, soit par une opération sanglante, soit par la lithotritie, un calcul de la vessie ; dilater les canaux rétrécis ou leur en substituer en quelque sorte d'artificiels ; pratiquer la ligature d'une artère blessée, etc., etc. : voilà des procédés thérapeutiques vraiment rationnels (1). »

Pour juger jusqu'à quel point les derniers exemples qu'on vient de citer méritent le titre de rationnels, je prie le lec-

____

(1) *Essai de philosophie médicale,* page 309.

teur de se rappeler le corollaire de nos axiomes philosophiques. On y lit ce qui suit : « Une boule, lancée sur un plan horizontal, vient heurter une boule qui était en repos ; aussitôt celle-ci se meut à son tour. L'impulsion de la première sera regardée comme la cause du mouvement de la seconde ; cependant notre esprit n'aperçoit aucune liaison nécessaire entre ces deux phénomènes ; mais leur succession constante, qui se manifeste chaque fois qu'on renouvelle l'épreuve, nous porte à croire que ces phénomènes se succèdent parce qu'ils sont enchaînés l'un à l'autre : *Voilà une connaissance et une certitude empiriques.* »

Eh bien, messieurs, je le demande maintenant : Quelle différence y a-t-il entre le procédé du joueur qui chasse une boule par une autre boule, et le procédé du chirurgien qui ramène un os luxé à sa place, en faisant agir des puissances dans un sens inverse à celui des forces productrices de la luxation ? Absolument aucune ; les procédés sont identiques, la certitude est au même degré. Qu'on se rappelle d'ailleurs les transes d'Ambroise Paré, pendant une nuit entière, lorsqu'il eut fait usage pour la première fois de la ligature des artères, pour arrêter l'hémorrhagie après l'amputation (1) ; et qu'on me dise ensuite si ce procédé, qui nous paraît aujourd'hui si rationnel, était jugé alors de même par ce célèbre chirurgien.

Concluons de là que le chirurgien qui réduit une luxation ou qui lie une artère, conformément aux règles de son art, n'agit pas avec plus de raison que le médecin qui administre une dose convenable de sulfate de quinine à un sujet atteint de fièvre intermittente, ou que celui qui vaccine un enfant pour le préserver de l'infection varioleuse. L'un et l'autre se conduisent d'après un empirisme parfaitement rationnel ou méthodique.

Si tant de gens s'imaginent apercevoir avec les yeux de l'esprit, ou saisir mentalement le lien logique qui unit l'acte du chirurgien avec l'effet qui en résulte, tandis qu'ils avouent

(1) *OEuvres complètes,* édition, J. F. Malgaine. Paris, 1840, t. II, page 224.

n'apercevoir aucune liaison rationnelle entre l'acte du médecin et son résultat, c'est que, dans le premier cas, ils se font illusion à eux-mêmes ; qu'ils sont dupes de cette faculté de l'entendement que Malebranche appelait la *folle du logis*, comme l'explique fort bien Barthez dans le passage suivant :

« Le principe du mouvement dont les lois sont les plus simples est la force d'impulsion. L'action de cette force semble facile à concevoir ; parce que l'imagination voit le mouvement comme un être qui peut se partager aux corps unis par le choc, quoiqu'il ne puisse franchir un espace intermédiaire. Cependant, dès qu'on écarte cette fausse image du mouvement, la force d'impulsion, quelque simple qu'elle soit, reste incompréhensible, aussi bien que les forces de la nature qui suivent les lois les plus compliquées (1). » M. Cousin développe la même thèse en termes non moins explicites (2).

D'où nous conclurons que les médecins qui espèrent fonder leurs indications curatives sur les connaissances physio-pathologiques sont dupes des illusions de leur imagination. Il n'y a aucun lien, perceptible à notre intelligence, entre l'idée d'une maladie, si complète qu'on la suppose, et la détermination du moyen curatif appropriée à cette maladie. En d'autres termes, la série des phénomènes qui constituent un état pathologique ne peut en aucune manière nous faire prévoir la succession des effets qui résulteront de l'emploi de tel ou tel mode de traitement, avant que ces effets aient été observés au moins une fois. Enfin, il existe entre la physio-pathologie et la thérapeutique une solution de continuité, un hiatus que l'esprit humain ne peut franchir qu'à l'aide de l'expérimentation clinique, c'est-à-dire de l'empirisme.

Quelque paradoxale que cette doctrine puisse paraître à bon nombre de lecteurs, elle n'est pourtant pas nouvelle. Elle remonte, au contraire, à la première enfance de l'art, elle

(1) *Nouveaux éléments de la science de l'homme,* chapitre I, § 3, tome I, page 49.

(2) *Cours de l'histoire de la philosophie moderne,* 1846, tome I, pages 247 et 268.

a présidé à ses premières acquisitions ; elle est clairement dési-
gnée dans deux livres de la collection hippocratique, ainsi que
dans d'autres écrits, tant anciens que modernes, dont j'ai rapporté ailleurs des extraits (1).

Mais, comme en un sujet si délicat et si important on ne
saurait trop multiplier les preuves et les éclaircissements, on
ne trouvera pas mauvais, je pense, que j'ajoute à ces autorités
quelques autres fragments d'auteurs contemporains. « Si par
motifs, on entend, dit M. Louis, qu'un moyen quelconque ne
doit être employé que quand on a reconnu qu'un malade est
dans la situation où ce moyen a déjà réussi, je comprends et je
partage cette manière de voir, qui n'est autre chose que l'expérience appliquée à la thérapeutique. Mais, si l'on entend par
motifs, comme par indications, des considérations *à priori*,
cette manière de voir est tout à fait hypothétique ; elle rentre
dans la médecine dite rationnelle, médecine d'essai, à laquelle
on ne peut recourir que faute de mieux, quand l'expérience n'a pas encore parlé, et je la repousse de toutes mes
forces (2). »

Hahnemann, voulant démontrer que la nosographie ne
saurait nous guider dans le choix des médicaments, s'exprime
ainsi : « En général, toute science quelconque ne peut juger
que des objets de son ressort. C'est folie que d'attendre d'elle
des lumières sur des sujets dévolus à d'autres sciences... Quelque nécessaire qu'il soit à l'agronome de connaître exactement la forme des plantes, et de savoir les distinguer les unes
des autres d'après leurs parties extérieures, cependant la botanique, qui lui procure ces notions, ne lui apprendra jamais
si tel végétal est propre ou non à la nourriture des brebis ou
des porcs ; elle ne lui fera jamais savoir quelle graine, quelle
racine donne plus de force au cheval, engraisse mieux le bé-
tail. Ni le système de Tournefort, ou de Linné, ni la méthode

(1) Voyez mon *Histoire de la médecine*, tome II, de la page 461
à 476.

(2) *Mémoire de la Société médicale d'observation*, tome I, page 42.

de Haller ou de Jussieu, ne l'éclairent à cet égard. Il n'acquiert les lumières dont il a besoin que par des expériences comparatives faites avec soin sur différents animaux (1). »

L'historien de la doctrine médicale de Montpellier, F. Bérard, rapporte que « Sauvages, effrayé de l'incertitude des hypothèses, en vient à un paradoxe qui scandalisera sans doute les systématistes de tous les temps, et qui paraîtra cependant incontestable aux physiologistes de toutes les sectes, dès qu'il ne sera pas question de leur opinion particulière. La physiologie, selon lui, ne peut servir de base première fondamentale et unique à la médecine pratique (2). »

Plus loin, le même historien, après avoir exposé très-longuement l'économie scientifique de l'empirisme, résume ainsi son jugement sur elle : « L'empirisme est le système le plus profondément médité qui ait jamais paru en médecine, et qui mérite le plus d'être étudié avec soin ; celui dont la méditation promet à l'esprit philosophique les résultats les plus utiles et les plus féconds, et peut le mieux servir dans la recherche des méthodes propres à assurer les progrès futurs de la médecine (3). »

§ IV. — Conclusion.

Nous voici arrivés, en nous appuyant sur des axiomes philosophiques universellement admis, à la démonstration désormais inébranlable de cette grande vérité : Ni la physiologie, ni la pathologie, quelque développement qu'elles acquièrent, ne pourront jamais servir de fondement primitif et immédiat à la thérapeutique. Il y a en et il y aura toujours entre la connaissance d'une maladie et la détermination du traitement ap-

---

(1) *Traité de matière médicale,* traduction de Jourdan. Paris, 1834. — Prolégomènes, § 1, tome I, page 23.

(2) *Doctrine médicale de l'École de Montpellier,* édition de 1846, page 47.

(3) *Ibidem,* page 424.

proprié un intervalle, un vide que l'esprit humain ne peut combler qu'à l'aide de l'expérimentation.

Par cette démonstration, nous avons écarté non-seulement tous les systèmes de médecine connus jusqu'à ce jour, qui découlent de quelque idée physio-pathologique, mais encore tous ceux qu'on serait tenté à l'avenir d'extraire de la même source. Nous avons rétabli la médecine pratique sur sa base véritable et primitive, l'expérience clinique ; non cette expérience aveugle et bornée du premier âge de la science, mais une expérience raisonnée et savante, qui, recueillant avec un soin égal les traditions antiques et les acquisitions nouvelles, élucide les unes par les autres au flambeau d'une critique sévère.

Toutefois il ne suffit pas d'avoir retrouvé et mis en évidence le vrai fondement de la thérapeutique ; il faut encore démontrer que sur ce fondement on peut et l'on doit élever tout l'édifice scientifique de la médecine. Il faut prouver que, loin de repousser, comme on l'a cru longtemps, les lumières de l'anatomie, de la physiologie, de la pathologie, de la physique, de la chimie, en un mot, de toutes les branches qui se rattachent à l'encyclopédie médicale, l'empirisme raisonné ou l'*empiri-méthodisme* est le seul de tous les systèmes qui sache en tirer un parti convenable en les circonscrivant dans leurs limites légitimes. Il faut démontrer qu'il est le seul système qui offre à la pratique de l'art de guérir une base immuable et pourtant assez élastique pour se prêter à tous les perfectionnements ultérieurs ; qu'il est le seul qui ne rejette *à priori* aucun moyen de traitement, ni les doses excessivement petites, ni les fluides impondérables, de quelque source qu'ils proviennent ; qu'il ne demande aux procédés thérapeutiques les plus extraordinaires, pour leur ouvrir le sanctuaire de la science, que la sanction d'épreuves réitérées, sérieuses et assez constantes dans leurs résultats. Il faut prouver, enfin, que l'empiri-méthodisme est le seul de tous les systèmes de médecine qui résolve d'une manière satisfaisante ce grand problème déclaré insoluble, même de nos jours, par des hommes d'une haute réputation : *L'accord de la science avec l'art, de la théorie avec la pratique* (1).

Mais, avant d'entreprendre cette démonstration, il est utile de réfuter spécialement quelques doctrines médicales, des plus récentes, qui pourraient encore faire illusion à un grand nombre de nos lecteurs.

CINQUIÈME LETTRE.

DE L'ÉCLECTISME EN MÉDECINE.

§ I. — Origine du nouvel éclectisme en médecine. — Sa différence d'avec l'éclectisme en philosophie.

A peine une doctrine philosophique a-t-elle obtenu quelque célébrité, qu'aussitôt elle se reflète dans la médecine : c'est un fait que l'histoire de notre science confirme à chaque pas, et dont le nouvel éclectisme médical nous offre un exemple de plus. Il y a comme trente-cinq ans qu'un jeune professeur de philosophie inaugurait son enseignement par une sorte de protestation contre tous les systèmes de métaphysique qui font découler d'une seule faculté de l'entendement humain toutes les acquisitions de la science. Il s'efforçait de démontrer, contrairement à l'opinion générale des philosophes français de la fin du dix-huitième siècle, que le sensitisme ou l'empirisme ne nous montre qu'une face des choses, le côté matériel ou sensible ; ne développe en nous qu'un seul ordre d'idées, les idées contingentes. Il prouvait également que le spiritualisme ou rationalisme pur ne saisit, lui aussi, qu'une autre face des choses, le côté immatériel ou imperceptible aux sens ; ne fait naître en nous qu'un seul ordre d'idées, les idées nécessaires et universelles. M. Cousin a toujours continué depuis de marcher dans

---

(1) Voyez, entre autres écrits proclamant l'insolubilité d'un tel problème, le feuilleton de l'*Union médicale* des 24 et 27 février 1849.

cette voie, et, par son influence, l'éclectisme est devenu en France une doctrine à la mode.

Vers la même époque, un professeur de médecine à l'hôpital militaire du Val-de-Grâce mettait au jour un système où toutes les maladies sont représentées comme un effet de l'irritation, comme un simple mode ou une transformation de la phlogose. Ce système, trouvant dans les dispositions de ses auditeurs un sol très-avantageusement préparé par la philosophie de Condillac et de Cabanis, qui eux aussi considèrent tous les actes de l'entendement comme un résultat de la sensation transformée, prit un essor rapide, et, en moins de dix ans, devint vulgaire en France et fit le tour de l'Europe.

Mais tandis que le système physio-pathologique de Broussais atteignait avec tant de promptitude l'apogée de sa renommée, une doctrine plus modeste s'élevait lentement à côté de lui et préparait sa ruine. L'éclectisme médical, émanation de l'éclectisme philosophique, protestait déjà contre la prétention de déduire tous les phénomènes morbides d'une lésion unique. Il recueillait, à l'aide de l'observation clinique, de l'anatomie pathologique, de l'analyse chimique, un faisceau de preuves devant lequel devait s'écrouler bientôt le brillant édifice du professeur du Val-de-Grâce. Ce résultat est aujourd'hui consommé : depuis quelques années la plupart de nos écrivains en médecine font de l'éclectisme avoué ou tacite, comme on a pu le voir dans la précédente lettre. Tous ont renoncé à l'idée de rapporter les innombrables anomalies de l'organisme vivant à une seule modification primitive. Il importe donc essentiellement à la génération médicale actuelle d'être fixée sur la valeur de l'éclectisme en médecine ; c'est pourquoi nous avons cru devoir soumettre cette doctrine à un examen spécial. Et, d'abord, nous allons rechercher en quoi l'éclectisme médical diffère de l'éclectisme philosophique, circonstance à laquelle ne paraissent nullement avoir songé nos médecins éclectistes.

La philosophie, embrassant le cercle entier des connais-

sances humaines, admet généralement deux modes d'acquisition, connus sous les noms de *rationalisme* et d'*empirisme*.
Le premier consiste à poser des principes évidents ou axiomes,
et à en tirer des conséquences, des applications particulières :
on y procède par *déduction*. Ce mode d'acquisition, appelé
fort improprement méthode synthétique par certains auteurs, est plus spécialement usité en mathématiques, en métaphysique, en morale, en dialectique. Le second mode consiste à étudier d'abord les faits particuliers, à en abstraire
par la pensée ce qu'ils ont de commun, pour en former des
généralités ou communautés, qu'on nomme aussi principes,
axiomes ; parce que ces généralités, une fois établies, guident
notre esprit vers la recherche ou la production d'autres faits
particuliers, semblables aux premiers : on y procède par *induction*. Ce mode d'acquisition, appelé quelquefois à tort
méthode analytique, est employé de préférence par les naturalistes, les physiciens, les chimistes, les médecins, etc. —
Dans le rationalisme, le principe domine, est fixe ; le fait est
subordonné, variable. — Dans l'empirisme, au contraire,
le fait domine, il doit être constant, bien déterminé ; le principe est subordonné, variable.

On conçoit, par cet exposé succinct, que le philosophe peut
et doit même être éclectiste en fait de méthodes ; qu'il doit
donner la préférence tantôt à l'une, tantôt à l'autre, suivant
l'ordre de connaissances qu'il envisage, et qu'il aurait tort
d'en adopter une exclusivement pour s'en servir en toute
occasion. Le médecin, au contraire, ne peut être éclectiste
en fait de méthodes, puisqu'il n'a pas de choix à faire sous ce
rapport. La méthode qu'il doit employer habituellement est
tout indiquée par l'ordre de connaissances qu'il cultive. Ces
connaissances proviennent de la sensation ou de l'observation ; il doit donc avoir recours à la méthode sensitive, autrement dite empirique ou inductive.

L'éclectisme en médecine ne peut donc pas consister,
comme l'éclectisme en philosophie, dans le choix de tel ou tel
mode d'acquisition. L'éclectisme en médecine est plus borné ;

son objet est tout spécial, comme on le verra par l'exposition qui va en être faite ci-dessous. Mais avant d'entrer dans cette exposition, il était nécessaire d'établir la différence capitale qui distingue l'éclectisme philosophique de l'éclectisme médical, afin que, dans la suite de notre discours, on n'appliquât pas indistinctement au premier ce que nous dirons pour ou contre le second.

§ II. — De l'éclectisme en pathologie.

On l'a dit bien des fois, et nous ne saurions trop le redire, l'éclectisme en médecine est une doctrine si vague, si indéterminée, si variable, que personne n'a osé jusqu'ici en donner un exposé dogmatique complet. Je ne connais qu'une tentative sérieuse de ce genre; elle est due à un des écrivains les plus éminents de la presse périodique médicale. M. Jules Guérin adressa en 1831, à l'Académie royale de médecine, un mémoire où il traite exclusivement de l'éclectisme en pathologie. En même temps, il en promettait un second où il traiterait de l'éclectisme en thérapeutique ; mais celui-ci est encore à paraître, et, selon toute apparence, il ne verra jamais le jour.

Quoi qu'il en soit, nous sommes heureux de posséder le travail de M. Guérin, à l'aide duquel il nous sera possible de saisir cette doctrine protéiforme et parasite, qui vit d'emprunts, sans avoir rien produit jusqu'à présent par elle-même qu'une critique individuelle, plus ou moins indépendante et arbitraire. Tel est le jugement qu'en porte l'auteur même que nous citons, et c'est pour mettre un terme à cette stérile anarchie de l'éclectisme, pour le constituer dogmatiquement, qu'il a composé, dit-il, son mémoire, première assise d'une série d'autres travaux qui devaient tendre au même but (1).

En conséquence, la première chose que M. Guérin se pro-

(1) *Mémoire sur l'éclectisme en médecine,* par M. J. Guérin, pages 2, 23 et 26.

pose de déterminer, pour élever l'édifice scientifique de l'é-
clectisme, c'est l'instrument ou la méthode au moyen de
laquelle l'éclectisme peut discerner le vrai du faux, le réel
de l'hypothétique, parmi les faits et les opinions qui lui sont
fournis par les autres systèmes. Or cet écrivain arrive, par
une série de considérations, à conclure que le criterium suprême de l'éclectiste, pour faire le choix de ses matériaux,
n'est autre que l'expérimentation. D'où il résulte, de son aveu
même, que l'éclectisme se confond avec l'empirisme sous le
rapport de la méthode.

« On a pu, dit-il, et l'on pourrait encore m'objecter que
l'éclectisme ainsi déterminé n'est que la méthode expérimentale appliquée à la médecine, et alors pourquoi changer
le nom de cette méthode ? pourquoi appeler éclectisme ce
qui serait plus clairement désigné sous le nom d'expérimentation ? J'ai une réponse péremptoire à faire à cette objection (1). »

Cette réponse, la voici textuellement : « L'empirisme est, à
proprement parler, le chaos de la science ; je pourrais me dispenser d'en montrer l'insuffisance. L'empirisme s'arrête aux
faits dans ce qu'ils ont de plus matériel ; il ne veut ni la coordination des faits, ni l'explication des lois qui les produisent ;
en conséquence, il ne veut point la science. Son observation
s'isole devant chaque individualité des maladies, sans s'inquiéter de ce qu'elle exprime par rapport à la généralité. Cependant, s'il ne cherche point les analogies, s'il néglige les
différences, son observation, au lieu d'être analytique, est superficielle, générale, et, quoiqu'il n'aborde point les faits avec
des idées préconçues, il n'y voit qu'une totalité obscure, et
son expérience ne lui est d'aucun secours pour l'avenir (2). »

Où M. Guérin a-t-il pris que l'empirisme *ne veut ni la coordination des faits ni la science; qu'il ne cherche point les analogies; qu'il néglige les différences*, etc. ? Est-ce dans les écrits

(1) *Ibidem*, page 46.
(2) *Mémoire sur l'éclectisme en médecine*, page 50.

des anciens empiristes ou des modernes qu'il a recueilli de telles maximes ? Les anciens empiristes n'ont-ils pas établi d'excellents préceptes pour discerner les espèces morbides? Leurs concours symptomatiques ne sont-ils pas ce que l'antiquité nous a transmis de plus raisonnable en fait de descriptions pathologiques ? Or comment pourrait-on ranger les maladies en espèces plus ou moins naturelles, sans tenir compte de leurs analogies et de leurs différences, sans les analyser ?

Quant aux empiristes modernes, il suffit de faire observer que c'est d'après leurs principes, proclamés par Sydenham, que la plupart des nosologies ont été composées, pour les absoudre des incroyables accusations dont on les charge dans le tableau ci-dessus.

A ce portrait de l'empirisme, qui reconnaîtrait le savant système dont Baglivi a dit « qu'il est le fruit de la méthode s'élevant aux plus hautes vérités par l'observation attentive et persévérante des phénomènes; qu'il a obtenu de tout temps l'approbation des hommes éclairés, qui se sont efforcés de l'agrandir comme un mode d'acquisition conforme à notre nature (1) ? »

Y reconnaissez-vous encore ce système que F. Bérard, l'historien de la doctrine de Montpellier, regarde comme *le plus profondément médité qui ait jamais paru en médecine?* Y reconnaissez-vous la méthode philosophique que Bacon, Locke, Hume et Condillac ont développée au dire de M. Cousin (2)? Non certes : l'empirisme tel qu'il est représenté ci-dessus n'est ni un système ni une méthode ; c'est, pour me servir des expressions de M. Bouillaud, « un je ne sais quoi qui n'a pas de nom et qui ne mérite pas de nous occuper ici (3). »

M. Guérin a parfaitement raison de repousser de toutes ses forces un empirisme aussi grossier, aussi antiméthodique que celui qu'il nous a dépeint. Mais est-ce loyal, est-ce digne d'un

(1) *De Praxi medica,* lib. I, cap. xi.
(2) Voir notre quatrième lettre.
(3) *Essai sur la philosophie médicale,* page 308, note du bas de la page.

esprit aussi élevé que le sien, de travestir ainsi les opinions que l'on veut réfuter ? Telle n'a pas été sans doute son intention ; il aura été entraîné par l'habitude que nous avons tous contractée dans notre éducation médicale, de ne considérer l'empirisme que par son mauvais côté et dans ses représentants les plus infimes, habitude qui nous fait confondre quelquefois l'empirisme scientifique ou l'empiri-méthodisme avec ce quelque chose qui n'a pas de rang dans la science ; le charlatanisme des tréteaux, l'ignorance, la négation de toute espèce de raisonnement, de toute théorie, de toute coordination méthodique.

Ce qui prouve qu'il en a été ainsi, c'est que l'auteur du mémoire en faveur de l'éclectisme médical, voulant caractériser un peu plus loin sa méthode et la différencier de celles des autres systèmes, s'exprime en ces termes : « L'observation de l'éclectisme s'éloigne également de la neutralité passive de l'empirisme et de l'activité partielle des systèmes. *Il applique la méthode expérimentale à chaque fait, c'est-à-dire qu'il note successivement tous les éléments du fait, à mesure qu'ils se produisent et dans l'ordre où ils se produisent* (1). »

Pour moi, je l'avoue, plus j'étudie la méthode conseillée et décrite par M. Guérin, plus je la trouve identique avec celle de l'empirisme. Je n'y vois de changé absolument que le nom. Reste à savoir laquelle des deux appellations est la plus exacte, de la sienne ou de la nôtre. Sous ce rapport, je crois que M. Guérin a prononcé lui-même sa condamnation, en donnant à sa méthode l'épithète d'*expérimentale*, synonyme d'*empirique*. Au surplus, je me félicite de n'être en désaccord avec lui que sur le mot. Quand on en est là, on n'est pas éloigné de s'entendre.

§ III. — De l'éclectisme en thérapeutique.

L'éclectisme en thérapeutique consiste, comme nous l'avons dit ailleurs : 1° à n'admettre aucun principe universel

(1) Mémoire déjà cité, page 55.

de traitement ; 2° à tirer les indications curatives tantôt des théories physio-pathologiques, tantôt de l'expérimentation pure. Or nous avons prouvé, dans la précédente lettre, qu'il est impossible de déduire aucune règle de curation directement de la physiologie pathologique. En conséquence, nous pourrions nous dispenser d'un plus ample examen de l'éclectisme en thérapeutique, attendu que, pour quiconque a suivi notre argumentation, cette doctrine est fondamentalement convaincue d'erreur. Mais il y a tant de variétés d'éclectismes en médecine, que cette réfutation en masse ne suffit pas, parce que beaucoup de théories foncièrement éclectiques sont produites sous d'autres dénominations, et que tout le monde n'aperçoit pas du premier coup d'œil la liaison qui existe entre les principes les plus élevés de la science et leurs conséquences éloignées. D'ailleurs, cette doctrine est aujourd'hui une des plus en faveur, et, à ce titre, mérite encore de notre part un examen spécial.

Je choisis à dessein, pour objet immédiat de cette discussion, un des morceaux les plus récents et les plus remarquables de l'éclectisme moderne (1). On ne m'accusera pas, j'espère, de considérer l'éclectisme dans ses représentants les plus infimes. Le fragment de philosophie médicale que je viens de désigner est bien réellement une production éclectique, quoique ses auteurs ne le disent pas, mais à en juger par les maximes qui y sont émises et l'esprit qui y règne d'un bout à l'autre.

En effet, après une description rapide de la révolution que les expériences de Haller sur l'irritabilité des tissus ont introduite dans la physiologie d'abord, et consécutivement dans la thérapeutique, appréciation succincte des principales doctrines qui se sont succédé depuis Cullen jusqu'à nos jours, ces auteurs en viennent à l'exposition de leur propre théorie, dont voici le résumé :

(1) L'introduction au *Traité de thérapeutique* de MM. Trousseau et Pidoux, troisième édition, Paris, 1847.

« Il existe une classe de maladies provenant d'une simple exaltation ou d'un abaissement de la vitalité des organes. Ces maladies n'ont pas de spécificité réelle, ne diffèrent les unes des autres que par leurs siéges et leurs degrés d'intensité. Ce ne sont pas même des maladies à proprement parler, ce sont des accidents; des lésions purement traumatiques. Contre ces sortes d'affections il n'est pas besoin des ressources de la matière médicale proprement dite; les secours de l'hygiène suffisent. Dans cette classe nombreuse de maladies, les indications curatives doivent être tirées des notions physio-pathologiques.

« Il y a une autre classe de maladies dont la spécificité n'est point douteuse. Celles-ci constituent chacune, au milieu de l'organisme, une entité distincte, vivant en quelque façon de sa vie particulière. Ce sont des maladies vraiment *essentielles*, comme la syphilis, la fièvre des marais, la variole, etc. Contre cette classe d'affections, les ressources de l'hygiène sont insuffisantes; on ne les guérit bien qu'à l'aide de médicaments spécifiques. Dans ces cas, les lumières de la physiologie pathologique ne nous fournissent que des indications imparfaites; l'expérience pure ou l'empirisme nous guide plus sûrement. »

Telle est la doctrine renfermée en substance dans cet essai de philosophie médicale. On y lit en propres termes que le *principe de thérapeutique générale, la loi souveraine des bons praticiens,* consiste « dans l'idée de subordonner à la médication du symptôme celle de l'unité morbide, lorsque celle-ci n'est pas bien déterminée et assez spécifique pour dominer toutes les autres indications; et de subordonner, au contraire, la médication des symptômes à celle de la nature de la maladie, lorsque celle-ci a une telle unité et une telle spécificité, que toutes ses parties, que tous ses symptômes n'en peuvent être détachés, et que chacun d'eux la représente et la manifeste aussi bien que l'ensemble (1). »

(1) Trousseau et Pidoux, *Thérapeutique,* page XXVIII.

Tout cela n'est pas très-clair ; mais, à l'aide des antécédents, on peut s'assurer néanmoins que les auteurs de cet écrit ont voulu faire la part du physio-pathologisme et celle de l'empirisme. Ils veulent qu'on tire de la physio-pathologie la thérapeutique de la première classe de maladies, et de l'expérience brute la thérapeutique de la seconde classe. C'est, comme vous voyez, de l'éclectisme tout pur, s'il en fut jamais.

Reste à savoir comment on pourra discerner si un cas morbide appartient à l'une ou à l'autre de ces deux classes nosologiques. La question n'est pas aisée à résoudre dans une foule d'affections, même des plus simples. Soient, par exemple, des chancres vénériens situés aux parties externes de la génération. Avant d'ordonner le traitement approprié à cette lésion, il faudra décider si elle est de nature physiologique ou d'essence spéciale. Or, si vous interrogez là-dessus un partisan du rasorisme, il vous répondra que vous avez affaire à des ulcères avec hyposthénie, c'est-à-dire à un abaissement de la vitalité. Si vous consultez un sectateur de Broussais, il affirmera qu'il n'y a devant vous qu'un produit de l'irritation ulcéreuse, c'est-à-dire une exaltation de la vitalité. Un autre théoricien y verra l'effet d'un virus particulier, c'est-à-dire une affection *essentielle*. Par quelle règle, demanderai-je aux auteurs de cet opuscule philosophique, par quel criterium jugerez-vous ce différend en dernier ressort? Vous n'en avez pas d'autre que l'épreuve thérapeutique, c'est-à-dire l'empirisme, que vous avez voulu éviter, que vous avez condamné préventivement.

Mais, si *votre loi souveraine* ne peut nous guider dans un cas aussi simple que le précédent, de quel secours nous sera-t-elle lorsque nous aurons affaire à quelqu'une de ces affections complexes qu'on rencontre fréquemment dans la pratique, telles que la fièvre typhoïde, le choléra, les scrofules, etc.? Avec un tel guide, nous ne pouvons que nous heurter à chaque pas contre une difficulté insoluble. Vous l'avez vous-même prévu et constaté en termes formels, lorsque vous avez dit : « Nous ne connaissons pas de maladie qui n'ait une certaine unité et ne puisse se distinguer d'une autre par quelque chose de spécial... De même que nous ne connaissons pas non-plus de maladie qui ne demeure assujettie aux lois de l'organisme et qui ne présente par conséquent quelques indications physiologiques (1). »

Ainsi *votre loi souveraine des bons praticiens*, qui repose uniquement sur la distinction des maladies de nature spéciale d'avec les maladies de nature physiologique, s'écroule par sa base, de votre propre aveu.

Je ne m'arrêterai point à discuter l'*axiome des contraires*, quoique vous assuriez qu'il est aujourd'hui plus démontré que jamais (2). C'est une tâche dont je me suis acquitté ailleurs, de manière à n'avoir pas besoin d'y revenir (3). Mais ce qui m'étonne au dernier point, c'est que vous déclariez ensuite qu'on ne peut pas fonder la matière médicale, dans l'état actuel de la science, sur une idée générale (4). Est-ce que, dans votre opinion, l'axiome des contraires ne serait pas une idée générale ? Et *votre loi souveraine des bons praticiens* n'est-elle pas non plus une idée générale ?

Voilà, messieurs, l'inconvénient de n'avoir aucun principe fixe, déterminé : cela vous entraîne fatalement dans des contradictions que tout l'esprit du monde ne saurait racheter. L'essai de philosophie médicale dont je viens de donner une courte et incomplète analyse nous offre un exemple remarquable de ce défaut. Malgré la sagacité et le talent incontestable de ses auteurs, malgré l'étude approfondie qu'ils ont faite des vicissitudes de la thérapeutique depuis un demi-siècle, l'absence d'un principe fixe et avoué fait planer sur l'ensemble de leur œuvre le vague, l'indécision, l'obscurité.

(1) Trousseau et Pidoux, page xxviii.
(2) Page liii.
(3) Voyez mon *Histoire de la médecine*, tome II, page 39. Voyez aussi la dixième lettre.
(4) Trousseau et Pidoux, page lxx.

§ **IV**. — **Conclusion.**

L'éclectisme en médecine, soit qu'on le considère dans sa base, soit qu'on le considère dans les détails, est une doctrine convaincue de stérilité, et qui, sous prétexte de tenir la balance égale entre les divers systèmes, n'opère qu'un amalgame sans règle, sans proportions fixes. C'est un criticisme individuel, propre tout au plus à détruire quelques erreurs, mais incapable de rien fonder de stable, ne pouvant engendrer en définitive que le doute, l'incertitude : doctrine essentiellement transitoire, qui doit s'éclipser à l'apparition de la théorie véritable, comme la pénombre du crépuscule s'efface devant la clarté du soleil.

SIXIÈME LETTRE.

DE L'HOMŒOPATHIE.

§ **I**. — **Considérations préliminaires.**

« Le temps n'est plus, dit avec raison le traducteur des œuvres d'Hahnemann, où des plaisanteries relatives aux doses infinitésimales pouvaient sembler d'assez bons arguments contre l'homœopathie (1). » Nous sommes bien forcés de prendre cette doctrine au sérieux, puisque des hommes recommandables par leurs titres scientifiques et leur position médicale, des agrégés de facultés, des médecins d'hôpitaux, des praticiens estimés, l'ont embrassée et s'en sont faits publiquement les défenseurs ; puisque des journaux ont été fondés, des sociétés ont été instituées dans divers pays, pour en vulgariser l'esprit et la pratique. Devant cette propagande envahissante, il n'est permis à aucun homme revêtu du sacer-

---

(1) Jourdan. — Préface de la traduction française du *Traité de matière médicale* de S. Hahnemann.

doce médical et comprenant la dignité, l'importance de son ministère, de rester indifférent; il faut nécessairement qu'il prenne parti pour ou contre; et comment prendre un parti dans une si grave question, sans un examen préalable, sans un examen approfondi ?

Je regrette qu'aucune de nos sommités académiques ou enseignantes ne se soit chargée d'un tel travail ; elle l'aurait accompli avec plus de perfection et surtout avec plus d'autorité que moi. Malheureusement aucune de nos illustrations médicales n'a daigné ou n'a osé entrer en lice ouverte avec les partisans du nouvel évangile. On a fait, dans un temps déjà éloigné, quelques expérimentations ; mais ces expérimentations, aujourd'hui à peu près oubliées, auraient dû être reprises, sur une plus grande échelle, par divers thérapeutistes ; car, il faut bien l'avouer, quelques résultats négatifs publiés par M. Andral, ou tel autre expérimentateur que ce soit, ne peuvent infirmer des masses de résultats positifs que les homœopathes prétendent y opposer.

Voici une expérience plus décisive et qui montre le degré de confiance qu'on doit accorder aux prétendus succès de ces médecins. En 1855, le docteur Bouquet écrivait au rédacteur en chef de la *Gazette des hôpitaux*, ce qui suit : « Sur cent malades atteints du choléra, le docteur Chargé, homœopathe de Marseille, prétendait n'en avoir pas perdu un seul ; il l'avait fait imprimer dans les journaux politiques de Lyon et de Bordeaux.

« Lorsque cette année-ci le fléau est venu nous frapper de nouveau, les autorités se sont émues ; elles ont pensé qu'il était de leur devoir de mettre en lumière la vérité. Elles ont confié au docteur Chargé une des salles de l'Hôtel-Dieu. Là, aidé de ses confrères en homœopathie, de pharmaciens et de quelques jeunes gens, ses adeptes, qui se sont dévoués à soigner les malades (car il avait trouvé le personnel ordinaire insuffisant et inhabile), il lui est arrivé ce qu'il était facile de prévoir :

« Sur 26 cholériques entrés dans cette salle, 21 sont morts, et M. Chargé s'est retiré.

« Pour que l'expérience fût plus concluante, on avait établi une salle dans laquelle les malades étaient traités par les moyens rationnels, qui n'ont pas la prétention de faire des merveilles.

« Pendant le même laps de temps, sur 25 malades, il n'en est mort que 11.

« Chaque salle avait son jour de réception.

« Je pense que ces faits sont assez décisifs pour que de pareilles expériences n'aient pas besoin de se renouveler, car si la science en profite, ce qui est douteux, l'humanité en *souffre bien un peu*. Marseille, 16 septembre 1855 (1). »

Qu'avez-vous à répondre aux homœopathes, quand ils vous disent : Votre médecine, soi-disant rationnelle, ne sait que disserter plus ou moins subtilement sur les maux de l'humanité, mais elle ne vous enseigne nullement à les soulager. Les moyens les plus efficaces que l'art de guérir possède, les *spécifiques*, qui, de l'aveu de tout le monde, opèrent les cures les plus douces, les plus promptes, les plus durables, votre enseignement officiel les proscrit autant qu'il est en son pouvoir ; il les exclut de sa théorie, sinon de la pratique. Nous, au contraire, nous venons vous apprendre les moyens de découvrir et la manière d'employer ces admirables instruments de guérison. Qu'avez-vous à répondre à une telle argumentation ? — Rien, absolument rien de sérieux, de logique.

Il n'y a, parmi les anciennes doctrines, que l'empirisme raisonné qui ne soit pas embarrassé d'une pareille objection ; parce que l'empirisme raisonné ou l'empiri-méthodisme est la seule de toutes les doctrines qui, bien loin d'exclure de sa théorie les traitements par des moyens spécifiques, les admet, au contraire, au premier rang des méthodes curatives, dites rationnelles, comme on peut le voir dans mon *Histoire de la médecine* (2), et comme on le verra mieux encore dans la lettre suivante, où je traiterai spécialement ce sujet.

(1) Voir la *Revue médicale*, tome II, page 370.
(2) Tome II, page 399.

Puisque nos maîtres n'osent entrer en lutte directe avec les apôtres de l'homœopathie, puisqu'ils laissent leurs disciples, ainsi que le public, sans guide et sans défense contre les appas de la nouveauté et les promesses décevantes des novateurs; je vais, moi, athlète obscur, mais confiant dans les principes que j'ai adoptés, engager le combat, en explorant jusque dans ses éléments les plus intimes le code homœopathique.

§ II. — Doctrine philosophique, physiologique et pathologique de Hahnemann.

PHILOSOPHIE. — « L'esprit ne saurait reconnaître aucune chose *à priori;* il ne peut se former de lui-même une notion de l'essence des choses, de leurs causes et de leurs effets. S'il doit énoncer des vérités sur des objets réels, il faut que chacune de ses propositions soit fondée sur des observations sensibles, sur des faits et des expériences. En s'éloignant d'un seul pas du chemin de l'observation, il se trouve aussitôt plongé dans les espaces illimités de l'imagination et des hypothèses arbitraires, mères des fausses opinions et du rien absolu (1). »

Voilà des maximes qu'un élève de Condillac ne désavouerait pas. Elles ne sont en effet qu'un commentaire du fameux axiome de l'école sensitique ou empirique : *Toutes nos connaissances viennent des sens;* axiome que j'accepte, non dans son universalité, mais en le restreignant aux sciences physiques, dont la médecine est une des plus considérables. Ainsi donc je suis d'accord avec le pontife de l'homœopathie sur la source de nos lumières en médecine.

PHYSIOLOGIE. — « Ce qui unit les parties vivantes du corps humain de manière à en faire un si admirable organisme, ce qui les détermine à se comporter d'une manière si directement contraire à leur primitive nature physique ou chimique, ce qui les anime et les pousse à de si surprenantes actions automatiques, cette force fondamentale enfin, ne peut point être

(1) *Organon. De l'Art de guérir.* — Préface de la deuxième édition. — Traduction française de Brunow, page 40.

représentée comme un être à part : on ne fait que l'entrevoir de loin, mais elle échappe à toutes les investigations, à toutes nos perceptions. Nul mortel ne connaît le substratum de la vitalité, ou la disposition *à priori* de l'organisme vivant. Nul mortel ne peut approfondir un pareil sujet, ni seulement en décrire l'ombre. Qu'elles parlent en prose ou en vers, les langues humaines n'expriment à cet égard que des chimères ou des galimatias...

« Par conséquent, tout ce que le médecin peut savoir de son sujet, l'organisme vivant, se borne à ce que les sages d'entre nous, un Haller, un Blumenbach, un Wrisberg, ont entendu sous le nom de physiologie, et ce que l'on pourrait appeler biologie expérimentale, c'est-à-dire aux phénomènes appréciables du corps humain en santé, considérés isolément et dans leurs connexions. L'impossible, c'est-à-dire le comment ces phénomènes ont lieu, est totalement exclu du cercle de nos connaissances nécessaires en physiologie (1). »

Cette profession de foi physiologique n'a pas besoin de commentaires. On voit que son auteur n'admet dans la science de la vie que la description pure et simple des phénomènes observés pendant le jeu naturel des organes ou provoqués par des expérimentations. C'est encore de l'empirisme, de l'empirisme le plus austère, je dirai même le plus étroit. Car la doctrine empirique, bien entendue, dans toute la largeur de ses principes, n'exclut pas de la physiologie les considérations *à priori*, les hypothèses sur les forces organiques et sur le substratum de la vitalité ; pourvu que ces hypothèses soient données pour telles, non pour des réalités, et surtout pourvu qu'on ne prétende pas ensuite bâtir sur ces entités abstraites ou imaginaires des systèmes de médecine, des règles de thérapeutique.

PATHOLOGIE. — Dans le même opuscule, Hahnemann continue en ces termes : « Je passe à la pathologie, où la même fureur des systèmes qui tourne la tête aux physiologistes mé-

____

(1) *Valeur des systèmes en médecine*, dans *Études de médecine homœopathique*, par Hahnemann. Paris, 1855, tome I, page 419.

taphysiciens a enfanté autant d'hypothèses sur l'essence intime des maladies, sur ce qui fait que les maladies de l'organisme deviennent maladies, en un mot, sur ce que l'on a appelé la cause prochaine ou intérieure. Nul mortel n'a une idée nette de ce qu'on cherche ici... Cependant une foule de sophistes ont affecté l'air important de gens qui posséderaient cette connaissance (1). »

Voilà ce que l'auteur de l'homœopathie écrivait en 1808, avant d'avoir promulgué son propre système. Voici maintenant ce qu'on lit dans la deuxième édition de son *Organon*, publiée en 1819 : « On peut bien concevoir que chaque maladie suppose un changement dans l'intérieur de l'organisme humain. Cependant ce changement ne peut être soupçonné que d'une manière obscure et trompeuse par les symptômes de la maladie ; mais jamais il ne saurait être reconnu dans toute sa réalité d'une manière infaillible (2). »

Ces passages, et un grand nombre d'autres où règne le même esprit, prouvent que Hahnemann professait en pathologie, de même qu'en philosophie et en physiologie, l'empirisme ou le sensitisme le plus absolu ; j'ai ajouté même le plus étroit, le plus exagéré. En effet, il va jusqu'à vouloir proscrire de la langue médicale ces expressions collectives qui désignent un concours de symptômes ou de phénomènes morbides, telles que pleurésie, pneumonie, tétanos, diabète, hydropisie, manie, angine, phlogose, etc., etc. ; sous ce prétexte que ces mots ne s'appliquent à aucun être réel, à aucune individualité distincte et toujours identique (3).

Mais peut-on méconnaître à tel point les principes les plus élémentaires de la grammaire générale, que de vouloir bannir du langage scientifique les termes abstraits, parce que ces termes réveillent souvent des idées très-différentes chez les personnes qui les prononcent ou qui les entendent ? Ainsi les

(1) *Etudes de médecine homœopathique*, tome I, page 420.
(2) *Organon de l'art de guérir*, traduction de Brunow, § 5.
(3) *Ibid.*, § 83, et la longue note explicative de ce paragraphe.

mots pleurésie, tétanos, diabète, inflammation, etc., ont des significations extrêmement variées non-seulement dans les traités de pathologie appartenant à des époques différentes, mais encore dans ceux d'une même époque. C'est là, sans doute, un vice, une imperfection ; mais ce vice, cette imperfection, sont communs à toutes les sciences, à toutes les langues, ils sont inévitables.

Est-ce que les noms des classes, des ordres, des familles de l'histoire naturelle représentent des objets réels ? Y a-t-il un individu du règne végétal qu'on nomme acotylédonie, ou légumineuse, ou labiée, etc. ? Est-ce que chacun de ces mots n'exprime pas une collection abstraite d'idées ou de propriétés communes à une multitude de végétaux différents ? Exclurez-vous du langage philosophique les mots substance, corps, esprit, vertu, courage, chasteté, vice, etc., etc., parce que ces dénominations ne s'appliquent à rien de matériel, à rien qui soit perceptible aux sens ; parce qu'elles éveillent quelquefois, chez ceux qui les entendent, des idées très-diverses ; parce qu'enfin il y a des ignorants qui attribuent à ces expressions abstraites une réalité objective ?

Que mettrez-vous à la place des mots gastrite, variole, pneumonie, etc., que vous voulez exclure de la langue pathologique ? L'énumération de tous les symptômes ou accidents éprouvés par chaque malade, répond Hahnemann. Ainsi un homœopathe pur ne doit pas dire, par exemple : Je traite un homme atteint d'un *rhumatisme articulaire aigu ;* ce serait manquer grossièrement à l'orthodoxie hahnemannienne ; mais il doit dire : Je traite un homme qui, à la suite d'un refroidissement, a été atteint de douleurs vives à telle ou telle articulation ; la douleur s'exaspère à certaines heures, le soir ou le matin. Il y a tel degré de gonflement, telle coloration, etc. ; de la difficulté ou une impossibilité complète à se mouvoir ; tant de pulsations fortes, faibles ou moyennes, le matin, à midi, le soir, à jeun, après le repas, etc., etc. Le malade éprouve du vertige quand il ferme les yeux, à cinq heures du matin ; la tête lui tourne s'il regarde en haut après

avoir bu ; il a des rapports acides quand il a mangé de la chou-
croute, etc., etc. Ses selles sont tantôt vertes, tantôt grises,
tantôt d'une odeur acide ou putride, etc., etc. Il a éprouvé
des démangeaisons au nez, un jour, après avoir pris du thé, et
un prurit violent à l'anus, le cinquième jour en se réveillant,
etc., etc. Il est enclin à la colère ; quelquefois il s'effraye d'un
rien ; il s'afflige sans motif ; et mille autres futilités pareilles.

Voilà par quelles niaiseries, passez-moi le terme, Hahnemann propose de remplacer les dénominations usuelles des
maladies et les descriptions nosologiques des auteurs. J'ai
honte, pour les sectateurs éclairés de l'homœopathie, d'insister
sur la réfutation d'une hérésie philosophique si grossière, que
plusieurs d'entre eux désavouent ; mais j'y suis bien forcé,
puisqu'elle constitue une des bases de la doctrine mère.

On m'objectera peut-être que Hahnemann ne proscrit pas
les noms des maladies d'une manière absolue, qu'il les tolère
dans la langue vulgaire, vis-à-vis des laïques ; qu'il s'en est
même servi quelquefois dans ses écrits. Certes, je n'ai pas de
peine à faire cette concession ; mais qu'est-ce que cela prouve ?
Rien autre chose, sinon que cet écrivain n'a pu altérer l'essence du langage humain ; qu'il a été contraint, malgré son
obstination, de s'exprimer à peu près comme tout le monde.
C'est une loi que nul homme, nulle société, hahnemannienne
ou autre, ne pourra jamais ni changer, ni enfreindre, et c'est
un trait de folie ou de vertige, ou d'ignorance crasse, que d'a-
voir tenté de s'y soustraire et d'en avoir fait la prescription à
ses disciples.

Toutefois, la pathologie n'ayant pas été cultivée avec un
soin tout particulier par le fondateur de l'homœopathie, je
quitte cette branche des connaissances médicales pour passer
à la thérapeutique, véritable champ de bataille d'Hahnemann, objet spécial de ses méditations et de ses recherches.

§ III. Thérapeutique d'Hahnemann.

Le grand axiome de l'homœopathie, celui d'où la doctrine

tire son nom, le voici : *Guérissez les maladies par des remèdes qui produisent des symptômes semblables aux leurs* (1).

La première chose qu'on se demande en lisant un axiome si contraire aux idées reçues de tout le monde, des savants comme des ignorants, est celle-ci : Où l'auteur a-t-il puisé cette règle thérapeutique ? Sur quelles observations, sur quelles expériences fonde-t-il une proposition si paradoxale ? J'ai cherché dans toutes les œuvres d'Hahnemann une observation clinique qui justifiât son fameux axiome, et j'avoue que je n'en ai pas rencontré une seule.

Peut-on citer, comme des observations médicales dignes de quelque confiance, des notes pareilles à celles-ci : « Un flux de ventre qui avait déjà duré pendant plusieurs années et qui menaçait d'une mort inévitable, contre lequel toutes les médecines étaient restées sans effet, fut guéri par un laïque d'une manière rapide et durable, au moyen d'un purgatif, comme l'a observé Fischer, à son grand étonnement, mais non au mien (2). » « Boerhaave, Sydenham et Radcliff ont pu guérir une espèce d'hydropisie avec du sureau, justement parce que le sureau, comme nous le dit Haller, produit des tumeurs (œdèmes) par sa seule application aux parties extérieures du corps (3). »

« Combien de fois la petite vérole ne produisit-elle pas la surdité et la dyspnée ! Ces deux maux chroniques furent donc anéantis par elle, lorsqu'elle eut atteint son plus haut degré, ainsi que J. Fr. Closs l'a remarqué... La vaccine, qui a le symptôme propre de causer une tumeur au bras, a aussi guéri, après son éruption, un bras enflé et à demi paralysé (4). »

Si c'est par des observations de ce genre que l'on prétend prouver la *loi des semblables*, il faut convenir que les secta-

(1) *Organon*, traduction de Brunow, § 45.
(2) *Ibid.*, introduction, page 59.
(3) *Ibid.*, page 68.
(4) *Ibid.*, § 41.

teurs de l'homœopathie ne sont pas difficiles en fait de preuves. Je puis leur en fournir une qui aura sans doute échappé à l'érudition de leur patriarche. — Le fils de Henri Ier, roi d'Angleterre, ayant été atteint de la petite vérole, son médecin, homme habile s'il en fut jamais, ordonna, avec toute la cérémonie convenable, qu'on enveloppât le jeune prince d'écarlate, que tout ce qui était autour de lui fût rouge, la tapisserie de la chambre rouge, les gens de service habillés de rouge. « Cela, dit-il, guérit si bien le malade, qu'il ne lui resta pas une seule trace au visage (1). » On voit que Jean de Gaddesden, c'est ainsi que se nomme ce célèbre thérapeutiste, avait le pressentiment de l'homœopathie.

Puisque Hahnemann s'est contenté d'analogies aussi grossières que celles qu'on a vues ci-dessus, il ne lui était pas difficile de démontrer que toutes les guérisons dont les auteurs nous ont transmis l'histoire avaient été opérées par la voie homœopathique. En effet quel est le remède dont l'administration ne puisse être suivie d'un ou deux symptômes ayant une analogie plus ou moins éloignée avec certains symptômes morbides, surtout si l'on rapporte, comme le fait Hahnemann, à l'action du remède tous les phénomènes graves ou légers qui se manifestent pendant dix, vingt ou quarante jours après son administration ? Voyez un exemple de ce bizarre rapprochement à la quatrième page ci-après.

Cet auteur affirme qu'il n'y a que trois manières d'employer spécifiquement les remèdes, savoir : 1° par la méthode allopathique, qui use de puissances différentes de la maladie à guérir ; 2° par la méthode homœopathique, qui se sert de médicaments dont les effets ont le plus de ressemblance possible avec les symptômes de la maladie ; 3° par la méthode antipathique, qui emploie des puissances contraires à la maladie (2).

---

(1) Freind, *Histoire de la médecine.* Leyde, 1727, IIIe partie, p. 35.
(2) *Organon*, § 66-67, traduction de Brunow.

Cette énumération n'est pas complète, et l'on aurait dû y ajouter, pour plus d'exactitude, l'*isopathie*, qui consiste à faire usage de moyens identiques ou de même essence que la maladie, tels que l'inoculation, etc. Mais glissons sur ce défaut, auquel j'attache peu d'importance. Il est un reproche bien plus capital que j'adresse à la manière dont on envisage ici l'action des agents curatifs. Je dis que cette manière de considérer les effets thérapeutiques est radicalement vicieuse, en ce qu'elle détourne l'esprit humain du véritable objet de l'art, pour le porter vers des recherches aussi oiseuses qu'insolubles.

Quel est, en effet, le véritable but de la thérapeutique? N'est-ce pas de guérir? Qu'importe-t-il essentiellement de savoir au sujet d'un remède ou d'un traitement quelconque? N'est-ce pas d'abord s'il guérit ; ensuite s'il guérit promptement, sûrement; enfin à quelles doses et dans quelles circonstances morbides il se montre le plus efficace ? Eh bien, par quelle voie peut-on s'assurer d'une manière incontestable de toutes ces choses ? N'est-ce pas au moyen de l'épreuve thérapeutique? Y a-t-il quelque témoignage qui puisse dispenser de celui-là ? Les homœopathes, les allopathes, les antipathes, les isopathes, ne sont-ils pas tous obligés d'en appeler à ce criterium et d'en subir irrévocablement les décisions souveraines ?

Quand l'épreuve thérapeutique a parlé, qu'est-il besoin d'aller s'enquérir si les remèdes agissent par homogénéité ou par antagonisme, par similitude ou par dissemblance? N'est-ce pas là une recherche oiseuse, puisqu'elle ne peut ni remplacer ni infirmer le témoignage du criterium suprême? N'est-ce pas rétrécir arbitrairement le champ de l'expérimentation thérapeutique que de l'enfermer *à priori* dans telle ou telle catégorie de médicaments, soit homogènes, soit hétérogènes, soit homœopathiques, soit allopathiques ; ou bien encore de le circonscrire dans les doses excessivement minimes, ou dans les hautes doses, ou dans les moyennes ?

La plupart des écrivains en médecine ressemblent aux

avocats de la comédie des *Plaideurs*, qui discourent intermi-
nablement sur des choses étrangères au procès,etne disent rien
ou presque rien de ce qui constitue le fond du litige. A-t-on
fait quelques essais d'un remède ou d'un traitement contre une
espèce de maladies : on décrira le plus brièvement possible les
symptômes caractéristiques de l'état des malades et les résultats sensibles de l'expérimentation ; mais on s'étendra longuement sur la cause présumée *essentielle* ou *pathogénique* des
phénomènes morbides et sur la modification *intime* que le
traitement est censé imprimer à l'organisme ; toutes choses
imperceptibles aux sens et sur lesquelles notre intelligence ne
peut former que des conjectures éphémères.

On sait, par exemple, que souvent l'opium fait dormir, et
que mainte fois il agite. Ce double effet d'une même substance
a mis à la torture l'esprit des théoriciens de tous les siècles.
On a écrit des milliers de dissertations, on a imaginé une foule
de théories pour expliquer cette anomalie apparente, sans que
la question ait avancé d'un iota. L'opium jouit-il d'une vertu
sédative ou d'une vertu excitante ? Malgré nos progrès et nos
prétentions physiologiques, nous n'en savons pas plus là-
dessus que n'en savaient Galien, Avicenne, les arabistes et
les scolastiques du moyen âge. Si quelqu'un nous demandait
aujourd'hui : Pourquoi l'opium fait-il dormir? nous n'aurions
pas de meilleure raison à lui donner que Molière : *Opium
facit dormire, quia in eo est virtus dormitiva.* Voilà à quoi
aboutissent toutes ces recherches curieuses sur des objets
inaccessibles à notre observation : à nous faire négliger l'essentiel, l'indispensable. Au lieu de disserter théoriquement
sur la propriété excitante ou sédative de l'opium, il vaudrait
mieux, il serait infiniment plus utile de rechercher par des
expérimentations directes et suivies quelles sont les conditions
de santé et de maladie dans lesquelles cette substance produit
un effet sédatif, quelles sont les conditions dans lesquelles elle
opère un effet opposé; quelles sont les doses et les préparations
les plus propres à donner tel ou tel résultat.

Mais cette voie est trop simple et trop longue ; elle ne laisse pas assez le champ libre à l'imagination. Hahnemann a préféré suivre la route battue en substituant dans tous ses écrits les explications transcendantales à des expériences claires et avérées. Veut-il justifier, par exemple, l'emploi des doses infinitésimales ? Au lieu de rapporter des faits de guérison bien détaillés et authentiques à l'appui de cette méthode, il s'efforce de vous persuader par un tissu inextricable d'arguties que *les maladies, n'étant que des altérations immatérielles d'un principe vital immatériel, doivent être combattues par des forces de même nature, c'est-à-dire par la vertu spirituelle des médicaments développée au moyen de l'atténuation homœopathique* (1).

Ou bien encore, il vous dira que les forces générales de la nature, comme l'attraction, l'électricité, le calorique, dont la puissance frappe tous les yeux, ne sont ni pondérables ni coercibles ; d'où il infère qu'on aurait tort de ne pas croire à l'efficacité d'une dose infinitésimale quelconque (2). Mais il n'a donc pas observé que, si les forces dont nous venons de parler sont impondérables et inaccessibles à nos sens, leurs substratums ne le sont pas le moins du monde. Ainsi la force attractive est proportionnelle aux masses ; l'électricité se dégage en proportion des surfaces qu'on met en rapport par contact ou par frottement ; le calorique se développe suivant la quantité du combustible : toutes choses on ne peut plus matérielles et appréciables aux sens.

On sait que Hahnemann a composé un traité de matière médicale et un traité des maladies chroniques, dans lesquels il attribue une multitude de propriétés nouvelles, inouïes, à plusieurs substances réputées jusqu'alors complétement inertes. Il assure, par exemple, que le carbonate de chaux, administré à la dose d'un *sextillionième de grain*, ne produit pas moins de *mille quatre-vingt-dix* symptômes, parmi lesquels je remarque les suivants :

(1) *Organon*, traduction de Brunow, du § 53 au § 66 particulièrement.
(2) *Ibid.*, § 305, et note relative à ce paragraphe.

85. — « Vertige, le soir en marchant au grand air, et dé-
marche chancelante (1).

98. — « Vertige en marchant au grand air (même au bout
de vingt-six jours).

255. — « Prurit au bord des paupières.

302. — « Cécité subite, aussitôt après dîner.

905. — « Prurit au gland, surtout après avoir uriné (au
bout de vingt-huit jours).

923. — « Vive excitation des désirs vénériens, surtout en marchant, avant midi (au bout de dix-sept jours).

1392. — « Vive ardeur au bout du gros orteil (au bout de
vingt et un jours) (2). »

Comment, me direz-vous, a-t-on pu s'assurer qu'un atome
imperceptible de chaux carbonatée est bien réellement la
cause déterminante de ces mille quatre-vingt-dix symptômes,
dont un grand nombre ne s'est manifesté qu'au bout de dix,
vingt, trente jours après l'ingestion de l'atome médicamenteux? Qui est-ce qui nous garantit que la plupart de ces phénomènes si bizarres que vous attribuez à l'influence de l'atome
infinitésimal ne sont pas plutôt l'effet d'une multitude d'autres puissances, bien autrement énergiques, qui ne cessent
d'agir sur l'économie, les unes d'une manière permanente,
les autres accidentellement? » N'est-il pas absurde, comme le
dit ailleurs Hahnemann lui-même, d'attribuer un effet à une
force, tandis qu'il y avait en jeu, dans le même temps, d'autres forces qui souvent ont contribué plus qu'elle à le produire (3)? »

A ces questions si légitimes, à ces objections si pressantes,
l'auteur de l'homœopathie ne fait aucune réponse. Il n'oppose

(1) Les chiffres placés avant chaque symptôme indiquent le nu-
méro de ce symptôme dans la traduction française de Jourdan.

(2) Hahnemann, *Doctrine et traitement des maladies chroniques*,
traduction de Jourdan, seconde édit., Paris, 1846, tome I, pages 548
à 599, *passim*.

(3) *Traité de matière médicale*, traduction de Jourdan. Prolégomènes, § 1.

que des affirmations dénuées de toute espèce de preuves, et
ses crédules adeptes s'en contentent ; et ils acceptent ses assertions les plus étranges comme des articles de foi ! Quelques-
uns, néanmoins, se séparant du troupeau fidèle, ont essayé
de reviser les listes symptomatiques de Hahnemann ; ils ont
soumis chacune de ses propositions à un examen scrupuleux
et à des expériences exactes : qu'ont-ils trouvé au fond de cet
échafaudage burlesque, annoncé pompeusement comme une
révélation divine ? Je laisse à un des admirateurs de Hahnemann le soin de nous l'apprendre.

M. Rapou, historien de la doctrine homœopathique, en ré-
sumant, sous le titre d'*École spécificienne*, l'ensemble des
dissidences qui se sont produites parmi les partisans de la
nouvelle méthode, s'exprime ainsi : « La loi des semblables
est positive, mais elle ne constitue pas la loi générale de la
thérapeutique. — Les agents médicamenteux peuvent opérer
par la loi des contraires : l'énantiopathie est tout aussi souvent en jeu que l'homœopathie ; ce sont des modes accessoires
et secondaires. Le grand principe, c'est la *spécificité*, et le
problème le plus important n'est pas de chercher la similitude entre le remède et le mal, mais de trouver directement
le *spécifique* qui convient contre chaque état morbide. — La
dynamisation n'existe pas, ou, suivant d'autres, on a extrêmement exagéré son importance. Le diluement est incapable
de développer une efficacité médicamenteuse dans la plupart
des substances inertes à l'état naturel, et que Hahnemann a
mises au nombre des remèdes actifs. — Les doses infinitésimales n'ont point d'action marquée ; il faut employer ordinairement les teintures et les poudres, et ne jamais s'élever
au-dessus des trois ou quatre premières divisions. Les médicaments peuvent être administrés sans inconvénient aux préparations pharmaceutiques ordinaires, et l'on peut employer
concurremment avec eux les diverses médications allopathiques.—La clinique doit devenir la source principale des indications et concourir dans une plus grande proportion à la formation de notre *matière médicale pure*. Cette dernière partie

de la science est à refaire ; il y faut introduire une classification anatomique et physiologique des symptômes. La théorie de la psore et ses prétendues conséquences sont fausses de tous points. L'on peut et l'on doit chercher à unir, combiner les procédé spécifiques avec les indications anciennes. Il est convenable de revenir à l'usage des mixtures pharmaceutiques (1). »

Voilà donc les résultats auxquels sont arrivés les propres disciples de Hahnemann, lorsqu'ils ont voulu vérifier au contact des faits les étonnantes assertions de leur maître. Chacune des propositions fondamentales de la nouvelle doctrine reçoit ici le démenti le plus formel. Que reste-t-il de cette doctrine, après une réfutation si complète et si détaillée ? Rien, absolument rien qui soit digne de l'attention d'un homme sensé.

Quant à l'exposé de principes qu'on vient de lire, et qui forme comme le programme des homœopathes émancipés sous le nom d'*École spécificienne*, je ne vois pas ce que la critique la plus sévère pourrait y trouver à reprendre, si ce n'est les mots *spécificité*, *spécifiques*, qu'il convient de remplacer par les expressions beaucoup plus exactes de *synthèse*, *synthétiques*. A part cette légère modification, le programme de l'école spécificienne rentre tout entier dans les principes que nous avons proclamés nous-même, sous la dénomination de *système empiri-méthodique*.

<h3 style="text-align:center">§ IV. — Conclusion.</h3>

La doctrine hahnemannienne, dont nous n'avons fait ressortir que faiblement les défectuosités, nous a offert le bizarre assemblage d'assertions dénuées de preuves, d'audacieux paradoxes, de contradictions manifestes. Son auteur, après avoir déclaré solennellement en maint et maint passage que « l'esprit humain ne peut se former de lui-même une notion de l'essence des choses, de leurs causes et de leurs effets ; qu'il faut que chacune de ses propositions soit fondée sur des obser-

____

(1) *Histoire de la doctrine homœopathique*, 1847, tome II, chap. xiv.

vations sensibles, sur des faits et des expériences (1)..., »
oublie entièrement ces maximes d'une sage philosophie, lorsqu'il s'agit de jeter les bases de son système médical ou d'en
poursuivre le développement.

Dès lors, il n'hésite pas à affirmer que toutes les maladies
chroniques qu'on observe en Europe (la syphilis exceptée)
sont l'effet d'un miasme protéiforme, insaisissable, qu'il
nomme *psorique* ou *galeux*. — Un enfant rend-il des vers
dans ses déjections alvines ou par le vomissement ; est-il sujet
à des ophthalmies, aux rhumes, aux convulsions, aux angines ; lui survient-il des furoncles, des tumeurs, des engorge-
ments scrofuleux, etc., etc. : c'est le miasme psorique latent
qui le travaille. — Une jeune personne est-elle affectée de
chlorose, ou d'hystérie, ou de chorée ; est-elle sujette à des
crachements de sang ; menacée de tubercules pulmonaires
ou d'anévrisme du cœur, etc., etc. : la psore exerce en elle
tous ces ravages.— Un vieillard a-t-il des hémorrhoïdes ou des
dartres ; est-il affligé d'un catarrhe ou d'un asthme, de quelque hydropisie, de goutte, de rhumatisme, de paralysie,
etc., etc. : le virus psorique manifeste en lui sa présence.

Par quelle série d'observations transcendantes, d'expériences délicates, Hahnemann a-t-il pu saisir la liaison de tant
de phénomènes si divers avec ce miasme incoercible, immatériel, qu'il nomme *virus psorique ?* Voilà ce qu'il ne dit pas;
voilà ce qui est incompréhensible, incroyable, pour quiconque n'a point la foi homœopathique ; mais tout cela devient
lucide, indubitable, quand on possède cette nouvelle vertu
théologale.

Un homœopathe orthodoxe se garderait bien de suspecter les
assertions les plus inimaginables de son prophète. Quelqu'un
d'entre eux s'est-il jamais avisé, par exemple, de révoquer en
doute l'anecdote suivante, par laquelle Hahnemann prétend
prouver l'efficacité des doses infinitésimales : « Du broiement
continué pendant une heure d'un grain d'or avec cent grains

(1) Voyez ci-dessus au commencement du § 2.

de sucre de lait en poudre, résulte une préparation qui a déjà beaucoup de vertu médicinale. Qu'on en prenne un grain, qu'on le broie encore pendant une heure avec cent grains de sucre de lait, et que l'on continue d'agir ainsi jusqu'à ce que chaque grain de la dernière préparation contienne un quadrillionième de grain d'or, alors on aura un médicament dans lequel la vertu médicinale de l'or sera tellement développée, qu'il suffira d'en faire respirer un grain, de le renfermer dans un flacon et de le faire respirer pendant quelques instants à un mélancolique chez lequel le dégoût de la vie est poussé jusqu'au point de le conduire au suicide, pour qu'une heure après ce malheureux soit délivré de son mauvais démon et retrouve du charme à la vie (1). »

Nul fondateur de secte médicale ou philosophique, depuis Pythagore, n'a poussé aussi loin que le chef des homœopathes le despotisme de la parole du maître; nul n'a imposé à ses disciples une crédulité plus soumise, plus aveugle. Veut-il démontrer la réalité des guérisons homœopathiques, ne croyez pas qu'il rapporte aucun fait, aucune observation environnée de témoignages respectables; il se contente d'affirmer que l'atome médicamenteux donné à ses malades va se loger juste au point imperceptible de l'économie qui est primitivement lésé, qu'il y fait cesser la maladie naturelle, en la remplaçant par une affection artificielle plus forte; après quoi, celle-ci s'éteint par l'action de la force vitale. Et pas un de ses disciples ne lui demande comment il a pu apercevoir tous ces phénomènes inaccessibles à l'œil humain, comment il a pu suivre la trace de l'atome infinitésimal dont il raconte la marche avec tant d'assurance ! Ah ! messieurs les homœopathes, que vous méritez bien l'épithète de *Hahnemanni servum pecus !*

De l'homœopathie à l'*isopathie*, il n'y avait qu'un degré, et ce degré a été promptement franchi.

(1) Hahnemann. Comment se peut-il que de faibles doses de médicaments aussi étendus que ceux dont se sert l'homœopathie aient encore de la force? dans *Etude de médecine homœopathique*, première série. Paris, 1855, pages 578 et 579.

Je ne saurais caractériser sérieusement cette nouvelle aberration : je préfère offrir au lecteur quelques extraits d'une bro-
chure où elle est décrite avec autant de clarté que de finesse
attique.

« A peine l'homœopathie brillait-elle de tout son éclat
qu'un nouvel astre médical se levait dans les brumes de l'Allemagne. C'était Lux (sic), vétérinaire à Leipzig, qui, s'ar-
mant du flambeau de l'isopathie, venait dissiper les ténèbres
qui couvraient encore le domaine de la saine thérapeutique.

« L'isopathie, de ἴσος, égal, et πάθος, maladie, est fondée sur
le principe *æqualia æqualibus curantur :* Les maladies sont
guéries par leurs identiques. C'est l'homœopathie perfectionnée
jusqu'aux dernières limites du possible, et l'on ne comprend
pas ce qu'on pourrait désirer de mieux, nous devons donc
nous y arrêter un instant.

« C'est, dit-on, en admettant un effet *per idem,* par identité, que Lux fut conduit à la découverte de l'isopathie. Il
fonda sa manière de voir sur cette observation journalière (et
pourtant si contestable) : La neige rappelle à la vie les personnes gelées.

« *Exemple.* — La campagne de Russie où nos malheureux
soldats ne se relevaient plus lorsqu'ils tombaient dans la neige
engourdis par le froid.

« On trouva d'abord que cet *æquale,* cet identique, existait
tout naturellement pour les maladies contagieuses dans le
virus qui sert à les propager. Il n'y a en effet rien de plus égal
à la syphilis que le virus de cette maladie ; de même que le
virus variolique est l'*æquale,* l'identique, de la variole. Il en
fut de même pour toutes les maladies contagieuses qui offrent
dans leurs produits contagieux un moyen assuré de guérison.
Dès ce moment, guérir la peste, le typhus, la dyssenterie, etc.,
etc., devint presque un jeu d'enfant pour les isopathes. Le
choléra seul s'est montré un peu rebelle à cause de la difficulté de bien saisir son principe contagieux.

« Bientôt une foule d'homœopathes considérèrent l'isopathie
comme le *nec plus ultra* de l'art de guérir (Gross, Staph,

Héring, etc.), et l'homœopathie comme un véritable expé-
dient auquel il ne fallait avoir recours que dans les cas fort
rares où l'on n'aurait pas d'autres moyens à sa disposition.
L'on dynamisa tous les virus, tous les miasmes, et enfin tous
les produits de sécrétion et d'excrétion d'hommes et d'animaux. Je ne vous citerai pas toutes ces *sauces animales*,
comme les appelle Genzke, le catalogue en serait trop long et
trop fastidieux ; je me bornerai à deux ou trois des plus intéressantes. Les matières fécales de l'homme dynamisées furent
conseillées sous le nom d'*humanine*, pour guérir les chiens
de leur appétit anormal pour les excréments humains. Une
punaise dynamisée à la trentième dilution guérit la morsure
de cet animal ; le sang dynamisé suffit, lorsqu'on le flaire, pour
dissiper la pléthore et arrêter les hémorrhagies ; enfin le virus
de la gale, qui n'a pas de virus ; celui de la teigne, qui n'en a
pas davantage ; celui de la lèpre, etc., suffisent pour guérir
ces affections, pourvu qu'on ait soin de les diluer et de les faire
prendre à des sujets affectés de l'une de ces maladies, afin que
l'*œquale*, dit Héring, soit dans toute sa force : cela s'appelle
la doctrine de l'*autopsorine*.

« Quelques homœopathes de la vieille roche, au nombre
desquels nous trouvons Hahnemann, Rau, Thorer, Helbig,
Müller, etc., se prononcent contre l'isopathie, et ils la quali-
fient de médecine extravagante, mystique, rebutante, et d'autres aménités semblables. Mais un nombre égal d'autorités
tout aussi respectables, telles que Héring, Staph, Kurtin,
Hermann, Kammerer, Lux, etc., se prononcent en sa faveur. L'école est donc partagée en deux camps à peu près
égaux (1). »

(1) *Lettre sur l'homœopathie* par le docteur Manec jeune. — Voyez
la *Revue médicale*, année 1856, tome Ier, page 189.

SEPTIÈME LETTRE.

DES MÉTHODES THÉRAPEUTIQUES.

§ I. État actuel de cette partie de la science.

Cette branche de la science est, sans contredit, une des moins avancées ; à peine quelques faibles lueurs percent la nuit épaisse qui l'enveloppe. La classification des méthodes thérapeutiques par Barthez, que j'ai citée précédemment, est encore ce que nous avons de moins imparfait, de moins irrationnel en ce genre (1). Cependant elle ne peut être considérée que comme une ébauche informe ; car elle partage, avec toutes les autres classifications thérapeutiques modernes, le défaut capital d'incohérence et d'inconséquence. Ainsi la classification barthézienne admet une méthode *naturelle*, ayant pour objet de favoriser, d'accélérer ou de régulariser la marche des maladies qui tendent à une solution heureuse ; une méthode *analytique* dans laquelle on décompose chaque maladie en un certain nombre d'affections élémentaires, qu'on traite séparément par des moyens appropriés ; une méthode *empirique* où l'on est censé combattre certaines maladies dont on ne connaît pas la nature par des remèdes dont on ignore l'action immédiate, primitive ; enfin une méthode *perturbatrice*, que MM. Trousseau et Pidoux remplacent par la méthode *substitutive*. Cette idée de substitution paraît empruntée à la doctrine homœopathique.

Remarquez l'incohérence de cette classification : la première méthode est appelée *naturelle ;* la seconde devrait être appelée, par opposition, *non naturelle*. Il y a une méthode que l'on désigne par l'épithète d'*analytique ;* il devrait y en avoir une qui fût nommée *synthétique*. La règle fondamentale de toute classification ou division d'un sujet quelconque,

____

(1) Troisième lettre, page 45.

c'est que les parties dont elle est composée s'excluent réciproquement. Or cette règle a été complétement oubliée, comme on voit, dans la classification barthézienne. Chacune des méthodes qu'on y admet est fondée sur des considérations d'un ordre étranger à la précédente, au lieu de découler d'un même principe, comme les branches d'un arbre sortent d'un même tronc. Que dirait-on d'un physicien qui diviserait les corps en artificiels et organiques? d'un pathologiste qui diviserait les maladies en épidémiques, endémiques et contagieuses? On dirait qu'ils mêlent, qu'ils confondent toutes les idées. Eh bien, une classification thérapeutique basée sur des principes divers ne mérite-t-elle pas le même reproche?

L'inconséquence de la classification barthézienne n'est pas moins palpable que son incohérence. En effet, nous y trouvons une méthode distinguée des autres par l'épithète *empirique*, ce qui signifie, dans le langage vulgaire des auteurs, contraire à la raison, à la physiologie. Or, cette méthode étant celle qui, de l'aveu de tout le monde, donne les cures les plus brillantes, il s'ensuit, d'après sa bizarre dénomination, que les médecins ne guérissent jamais mieux que lorsqu'ils traitent sans savoir pourquoi, ou même contrairement à leurs théories. O la belle logique! Et cependant, j'ose le dire, la médecine française n'a pas produit de plus grand génie que Barthez. Mais, que voulez-vous? Le plus habile musicien du monde ne saurait tirer des sons justes d'un instrument faux.

Tant que les théoriciens s'obstineront à désigner certaines méthodes curatives par des qualifications qui conviennent ou doivent convenir à toutes en générale; tant qu'ils s'obstineront à nommer l'une *rationnelle*, l'autre *naturelle*, une troisième *exacte*, une quatrième *physiologique*, une autre *expérimentale* ou *empirique*, etc.; jamais, non, jamais la thérapeutique ne sortira du chaos où elle est plongée, jamais on ne parviendra à former une classification vraiment rationnelle des divers modes de traitement.

Pour atteindre un but si désirable, il faut d'abord établir

un principe universel de thérapeutique, embrassant toutes les opérations de la médecine interne et externe; ensuite déduire de ce principe les diverses méthodes curatives qu'on propose; enfin, désigner chacune de ces méthodes par une épithète qui ne soit applicable qu'à elle seule. Nous avons déjà rempli la première de ces conditions, en formulant le précepte suivant, dont personne ne conteste ni l'évidence ni la généralité : *Traitez chaque maladie par les moyens dont l'expérience a démontré l'efficacité dans les cas semblables ou homologues* (1). Nous allons tâcher de remplir les deux autres dans la classification ci-dessous.

§ II. — Classification des méthodes thérapeutiques.

1° MÉTHODE SYNTHÉTIQUE. — Le mode de curation le plus ancien, le plus naturel et le plus simple, consiste à opposer à chaque cas morbide qui se présente, un seul remède ou une seule combinaison de moyens curatifs qui emporte la maladie presque d'emblée. Dans ce mode de traitement, notre esprit considère tous les symptômes comme formant un concours indivisible, comme les manifestations d'une seule entité morbide contre laquelle il dirige une médication qui semble attaquer le mal dans son essence et mettre fin à tous les accidents, par une vertu qui lui est propre, spéciale, et en quelque sorte incompréhensible. Je donne à cette méthode l'épithèque de *synthétique*, c'est-à-dire simultanée, mot qui peint très-exactement la manière dont notre esprit envisage et les symptômes morbides et les effets du traitement.

Les anciens, qui ne voyaient dans toutes les guérisons qu'un résultat de forces antagonistes, désignaient ces sortes de médications sous le nom d'*antidotes ;* les modernes les appellent *spécifiques*. Par une précipitation fort ordinaire à l'entendement humain, les premiers thérapeutistes s'étaient hâtés de ranger parmi les antidotes une foule de substances

____

(1) Voyez notre deuxième lettre, § 4 et 6.

dont les vertus n'étaient rien moins qu'assurées. Ainsi ils décoraient un grand nombre de plantes du titre de *vulnéraires,* parce qu'ils leur supposaient une vertu spéciale pour la guérison des plaies. Ils nommaient *thériaques* diverses préparations pharmaceutiques très-compliquées auxquelles ils prêtaient dans leur imagination une efficacité merveilleuse contre les venins et les poisons de toute espèce. Il en est de même d'une multitude d'autres appellations pharmaceutiques de l'antiquité. Les modernes n'ont pas été moins féconds sous ce rapport; mais ils ont été souvent moins sincères, et les dénominations pompeuses par lesquelles ils désignent quantité de médicaments ne sont que des étiquettes mensongères pour attirer les chalands. Dans ce nombre, il faut ranger les élixirs de *longue vie,* d'*immortalité,* les *antigoutteux,* les *antiglaireux,* les *nervins,* les *eaux sédatives,* etc., etc.

Galien, ne sachant comment expliquer les effets thérapeutiques des antidotes, a dit que ces remèdes agissaient *par toute leur substance,* et la postérité médicale a répété cette explication, qui n'était qu'une manière de cacher son ignorance ; de même que les physiciens cachaient la leur sur la cause de l'ascension de l'eau dans un tuyau de pompe aspirante, en disant que ce liquide montait par *horreur du vide.*

Les modernes, ne voulant pas se payer d'explications dénuées de sens, sont tombés dans des excès non moins ridicules : les uns ont nié l'existence des spécifiques ; les autres, sans en contester l'existence ni l'efficacité admirable, se sont efforcés d'en proscrire ou d'en restreindre l'usage autant que possible. Ils l'ont traité d'*irrationnel ;* ils l'ont banni de la théorie pour le reléguer dans la pratique ignorante ou aveugle ! J'ai démontré l'absurdité de ce préjugé bizarre ; mais on ne saurait trop le flageller dans l'intérêt de l'humanité et pour l'honneur de l'art médical.

Trop heureux, en effet, les malades et les médecins, si l'on avait plus souvent l'occasion de faire usage de ces remèdes appelés spécifiques ou mieux synthétiques, qui enlèvent une maladie en totalité, comme par enchantement, quelque nombreux que soient ses symptômes et de quelque masque qu'elle se couvre! Un jour viendra, qui n'est pas loin, où l'on sera tout étonné de la résistance de mes contemporains à restituer à la méthode que j'appelle synthétique le titre de *rationnelle* qu'elle n'aurait jamais dû perdre et qu'elle mérite au premier chef.

Vous ne demandez pas au physicien ou au chimiste pourquoi l'alcali se combine avec l'acide, pourquoi l'étincelle électrique convertit en eau un mélange de gaz hydrogène et de gaz oxygène ; vous ne demandez pas au physiologiste pourquoi la guimauve est fade au goût, le sucre doux, la chicorée amère, pourquoi ma main s'ouvre ou se ferme par un acte de ma volonté. Et vous osez demander au thérapeutiste pourquoi le quinquina guérit la fièvre intermittente, le mercure la syphilis, la digitale les palpitations idiopathiques du cœur, etc., etc. Est-ce que ces derniers phénomènes sont plus faciles à expliquer que les premiers? N'est-ce pas tout le contraire qui a lieu? Ne voyez-vous pas que votre exigence vis-à-vis du médecin est injuste et déraisonnable?

On distingue deux sortes de spécifiques : les uns dont l'action se porte spécialement sur certaines fonctions physiologiques, tels que les vomitifs, les diurétiques, les emménagogues, les soporifiques, les purgatifs, etc., ont été connus des anciens ; les autres, dont la spécificité se manifeste seulement dans certains états morbides, comme les fébrifuges, les antisyphilitiques, les antiscrofuleux, etc., n'ont été appréciés que des modernes.

C'est une des plus grandes gloires de la médecine moderne, et, sans contredit, son plus beau titre à la reconnaissance des hommes, que d'avoir trouvé de véritables spécifiques de maladies, c'est-à-dire des remèdes aussi sûrs et beaucoup plus doux que les procédés chirurgicaux les plus vantés. Un médecin qui vaccine un enfant pour le préserver de l'infection varioleuse, ou qui administre un sel de quinine pour couper des accès de fièvre intermittente, n'est-il pas aussi certain d'obtenir une guérison définitive que le chirurgien qui lie une artère affectée de tumeur anévrismale, ou qui essaye de broyer un calcul vésical par le procédé si ingénieux de la lithotritie? Pourquoi donc appelez-vous la conduite du premier niaisement empirique, ce qui veut dire aveugle dans votre langage, et celle du second rationnelle? — N'est-ce point par une pure hallucination de l'esprit, comme je l'ai démontré ailleurs péremptoirement (1) ?

Quant à nous, fermement convaincu que la méthode synthétique, qui enlève les maladies presque d'emblée par des médications spéciales, est la plus rationnelle, comme elle est la plus efficace et la plus sûre, nous lui assignons le premier rang entre les méthodes thérapeutiques. Nous n'hésitons pas à proclamer hautement qu'elle atteint mieux qu'aucune autre le but de l'art ; qu'elle en fait ressortir mieux qu'aucune autre la puissance et l'utilité aux yeux de tout le monde.

2° MÉTHODE ANALYTIQUE. — Malheureusement il n'est pas toujours possible d'attaquer une maladie, c'est-à-dire un ensemble de symptômes, tout en bloc. Le nombre des médicaments spécifiques est encore excessivement restreint. Dans les cas les plus ordinaires, on est donc obligé de recourir à l'analyse, qui consiste à décomposer chaque état pathologique en un certain nombre d'éléments ou de maladies plus simples, et à diriger ensuite contre chacun de ces éléments morbides une médication appropriée.

Je suppose, par exemple, qu'on ait à traiter un homme de moyen âge et d'une force moyenne, atteint de pneumonie. Comme on ne possède aucun spécifique contre cette affection, voici à peu près quelle sera, dans l'état actuel de la science, la méthode généralement suivie. On commencera par pratiquer quelques saignées, durant les deux ou trois premiers jours, afin de diminuer la congestion sanguine qui s'opère dans le poumon, c'est-à-dire l'élément sanguin. En même temps, on supprimera toute nourriture, dans le même but. On donnera

(1) Voyez la quatrième lettre, § 3.

des boissons émollientes tièdes, qui diminuent la tension générale, disposent à la diaphorèse et modèrent la chaleur interne dont le malade est souvent incommodé. Enfin, on administrera quelque potion ou looch légèrement narcotique, pour calmer l'irritation nerveuse que les secousses de la toux et la gêne de la respiration provoquent incessamment. Après quelques jours de ce traitement, beaucoup de praticiens donnent le tartre stïbié, soit à haute dose (de 30 à 50 centigrammes dans une portion de 150 grammes), soit en lavage (5 ou 10 centigrammes dans un litre de véhicule). L'expérience prouve que l'usage de ce médicament, sous l'une et l'autre forme, est suivi tantôt de selles, tantôt de vomissements, tantôt de sueurs; quelquefois de tous ces phénomènes, ou de deux seulement. Mais, quels que soient ses effets immédiats, presque toujours il favorise la résorption des fluides blancs dont le poumon est engorgé à cette période de la maladie, et c'est en vue de ce résultat secondaire qu'on l'emploie en cette occasion. Je ne mentionne pas à dessein une foule d'autres moyens par lesquels on se propose de remplir des indications diverses. Ces détails ne seraient ici d'aucune utilité. Ce qui précède suffit amplement pour faire comprendre le mécanisme de la méthode analytique au lit des malades ; et je dois me borner à cela.

Parallèle des deux méthodes précédentes. — Il suffit de jeter les yeux sur la description de chacune de ces méthodes thérapeutiques, pour se convaincre que la première est la plus simple, la plus naturelle, et que son application n'exige aucun effort de l'esprit; tandis que la seconde, plus compliquée, plus artificielle, nécessite dans son application un certain travail de l'entendement. Ce travail consiste, comme il a été dit, à décomposer un état pathologique en plusieurs lésions élémentaires ou maladies simples, et à combiner ensuite un traitement qui réponde, autant que possible, à chacun de ces éléments morbides.

Il est vrai que, par cette analyse mentale d'un état pathologique, notre esprit semble pénétrer plus avant dans la nature intime de la maladie; de même, par la combinaison d'un traitement multiple, il paraît s'initier davantage dans la connaissance de l'action physiologique de chaque modificateur. En un mot, il est évident que la méthode analytique exige une série d'opérations intellectuelles, de raisonnements plus ou moins abstraits, dont la méthode synthétique nous dispense. Il faut, par exemple, bien moins de travail de l'entendement pour ordonner une dose convenable de quinine à un individu atteint de fièvre intermittente que pour décomposer une pneumonie ou une fièvre typhoïde, ou un choléra asiatique, en un certain nombre d'éléments, et diriger ensuite contre chacun de ceux-ci une médication appropriée. Il n'est donc pas étonnant que notre esprit, qui ne juge souvent de la valeur des choses que par la peine qu'elles lui coûtent, en comparant l'extrême simplicité de la synthèse thérapeutique avec la complication de l'analyse, ait été porté à considérer le premier procédé comme beaucoup moins savant, beaucoup moins rationnel que le second (1).

Mais, si, écartant ce préjugé gothique, nous estimons les choses, comme nous devons le faire, par leur valeur réelle, intrinsèque; si nous jugeons les méthodes thérapeutiques par leur degré de certitude et d'efficacité; alors, sans aucun doute, nous donnerons la préférence à la méthode synthétique, et nous serons tout étonnés qu'on lui refuse le titre de rationnelle, pour l'accorder exclusivement à sa cadette, à qui l'épithète de raisonneuse ou ergoteuse convient beaucoup mieux.

Ce qui contribue encore à prolonger l'illusion commune en faveur de la méthode analytique, ce sont les services immenses

---

(1) Il fut aussi un temps où l'on comptait pour beaucoup le mérite de la difficulté vaincue dans l'appréciation des œuvres littéraires; à cette époque florissaient les énigmes, les bouts-rimés, les rondeaux et autres compositions *ejusdem farinæ*. Le législateur du Parnasse français lui-même a sacrifié à ce mauvais goût, quand il a dit :

Un sonnet sans défaut vaut seul un long poëme.

qu'elle a rendus et qu'elle continue de rendre à la chimie ; car, de tout temps, cette dernière science a eu le privilége d'influer considérablement sur les théories médicales. Mais on ne réfléchit pas que l'analyse chimique diffère essentiellement de l'analyse thérapeutique. En effet, la première opère sur des objets palpables, et elle obtient, par la décomposition qu'elle en fait, des éléments fixes, déterminés. La seconde n'opère que sur des objets purement intellectuels, elle décompose, non les maladies, mais les idées que nous nous faisons de ces maladies ; elle n'obtient et ne peut obtenir que des éléments variables, indéterminés, imaginaires. Méditez bien cette différence capitale, cher lecteur, et vous comprendrez pourquoi la méthode analytique, qui conduit à d'admirables découvertes en chimie, est, en thérapeutique, une source intarissable d'erreurs. Vous comprendrez pourquoi l'analyse clinique de Barthez s'éloigne tant de celle de Boerhaave, et celle de Broussais ne ressemble à aucune des deux autres. Vous comprendrez pourquoi il peut arriver que deux, trois, dix médecins, appelés en consultation, aient chacun un avis particulier sur un état pathologique qu'on est obligé de décomposer mentalement ; tandis que, s'ils ont affaire à une maladie contre laquelle la science possède un spécifique avéré, ils seront tous à peu près unanimes.

D'où je conclus qu'en thérapeutique la synthèse est incomparablement plus simple, plus sûre, plus efficace, plus *rationnelle*, que l'analyse ; que le but suprême de cette branche de la médecine consiste à ramener, autant que possible, le traitement de chaque état morbide au procédé synthétique, but que la secte spécificienne allemande a parfaitement compris, en se proposant pour objet la recherche des remèdes spécifiques, sans se préoccuper s'ils agissent par antipathie, ou homœopathie, ou isopathie, ou allopathie.

3° MÉTHODE EXPECTANTE. — La synthèse et l'analyse sont des méthodes communes à toutes les sciences ; mais la thérapeutique en compte d'autres qui lui sont particulières : ainsi, lorsqu'une maladie a un cours déterminé et rapide, comme une fièvre éphémère, une rougeole bénigne, une varioloïde, une plaie simple n'intéressant aucune partie noble, etc. ; lorsqu'une maladie, quoique plus grave, n'offre aucun symptôme alarmant et semble tendre vers une terminaison heureuse par les seules forces de la nature, comme une fièvre inflammatoire, sans phlegmasie apparente d'aucun organe important ; lorsqu'une maladie s'annonce d'une manière obscure, et que, d'ailleurs, il n'y a rien d'urgent ; enfin, dans une multitude d'autres cas, qu'il serait trop long de spécifier, il suffit de placer le malade dans de bonnes conditions hygiéniques, et de l'empêcher de commettre aucune imprudence, pour obtenir la guérison.

Alors la nature paraît faire tous les frais de la curation ; le médecin n'a qu'à observer, à se tenir dans l'expectative, afin de réprimer au besoin les écarts de la nature médicatrice, d'exciter ou de modérer ses mouvements, de soutenir ses forces, de l'aider en un mot, suivant les indications qu'elle-même fournit. Le rôle de l'homme de l'art a été comparé, dans ces cas, à celui d'un serviteur ou d'un ministre qui n'attend pour agir que le signal du Maître : *Medicus minister naturæ* est un axiome devenu célèbre dans beaucoup d'écoles de médecine, mais dont on abuse quand on en fait l'application à toute la thérapeutique (1).

Quelques auteurs, considérant l'office du médecin dans cette occurrence comme à peu près nul, ont donné à la méthode expectante le nom de *médecine inactive ;* mais cette qualification est évidemment inexacte ; car l'inaction du médecin n'est qu'apparente : quoiqu'il ne prescrive rien de bien énergique, son esprit ne cesse pas d'être attentif et occupé ; il surveille la marche des accidents, prévient les imprudences, règle le régime, etc. ; il n'y a que le vulgaire ignorant qui puisse regarder comme nulle cette fonction de l'homme de l'art.

(1) Si, dans beaucoup d'occasions, le médecin est *minister naturæ,* dans combien d'autres n'est-il pas aussi *magister naturæ !*

Ceux, au contraire, qui ont voulu généraliser la méthode expectante sous le titre de méthode *naturelle*, méthode *hippocratique*, considèrent chaque maladie ou chaque concours particulier de symptômes comme un enchaînement régulier de phénomènes que la nature, l'âme, l'archée ou le principe vital suscite, dans un but déterminé de guérison. *Natura morborum medicatrix*, la nature est la souveraine curatrice de tous nos maux ; voilà leur axiome universel de thérapeutique. Mais, s'il est vrai que la nature guérit seule certaines affections, il n'est pas moins démontré par l'observation journalière que souvent elle serait impuissante ou même nuisible, sans l'intervention de l'art. J'en ai cité déjà des exemples bien frappants, qui me dispensent d'insister davantage sur ce point (1).

Méthodes secondaires. — Les trois méthodes que je viens de décrire embrassent tous les actes de la thérapeutique, soit interne, soit externe. Il n'est pas une seule prescription médicale, pas une seule opération chirurgicale, qui ne se rapporte à quelqu'une des trois catégories de médications tracées ci-dessus. Cependant beaucoup d'auteurs ont donné le nom de *méthodes thérapeutiques* à des modes de traitement d'une application bien moins générale. Ainsi, ils ont admis une méthode *antiphlogistique*, une *dérivative*, une *perturbatrice*, une *substitutive*, etc. Mais il est facile de voir que chacune de ces dernières rentre dans l'une ou l'autre des trois précédentes, et ne saurait par conséquent être rangée sur la même ligne dans une bonne classification.

§ III. — Application de notre théorie des méthodes curatives.

Je suppose qu'on veuille apprécier et classer les traitements si nombreux et si divers conseillés dans ces derniers temps pour combattre le choléra, question palpitante d'actualité, chaos véritablement inextricable, d'après les pauvres doctrines de nos classiques. Dieu nous garde de vouloir passer en

(1) Voyez la deuxième lettre, § 4.

revue tous les moyens qui ont été proposés ou essayés, pour conjurer ce terrible fléau ! Il suffira de porter notre examen sur quelques-uns, de montrer comment on peut en saisir la pensée dominante, et assigner à chacun d'eux le rang qu'il doit occuper dans une classification thérapeutique, pour que tout lecteur attentif soit capable ensuite d'effectuer le même travail à l'égard d'un traitement et d'une maladie quelconques.

PREMIÈRE CATÉGORIE. — *Méthode synthétique.*

Il est des médecins qui, considérant tous les phénomènes cholériques comme les manifestations d'une entité morbide indivisible, d'un miasme, d'un virus, se sont efforcés d'en arrêter le développement à l'aide d'une médication uniforme dont l'efficacité spécifique leur paraissait suffisamment justifiée par certaines observations ou certaines analogies plus ou moins fondées. Tels sont ceux qui ont eu recours à la médication saline par le chlorure de sodium, ou au traitement mercuriel, ou au nitrate d'argent ; ceux encore qui ont proposé le quinquina et les sels de quinine, à titre de préservatifs, etc.

DEUXIÈME CATÉGORIE. — *Méthode analytique.*

D'autres praticiens, envisageant le choléra comme une affection multiple ou du moins polymorphe, l'ont décomposé par l'analyse mentale en plusieurs éléments ou affections simples, et ont dirigé d'abord leur arsenal thérapeutique contre celui ou ceux de ces éléments qui leur semblaient dominer et donner le branle à tout le reste.

Nous rangeons dans cette catégorie le traitement qui consiste à employer concurremment ou successivement quelques-unes des médications suivantes : les boissons délayantes, dans le but de dissoudre les matières âcres qui sont censées engendrer la maladie ; les évacuants vomitifs et purgatifs, dans l'intention d'expulser de l'économie ces matières, qui, corrompant les produits sécrétés, provoquent tous les accidents morbides ; les anesthésiques et les antispasmodiques, l'opium, l'éther, le chloroforme, etc., qui s'adressent particulièrement à l'élément nerveux ; les antiphlogistiques, dont le but est de combattre la phlogose des voies digestives, considérée comme une cause déterminante de tous les autres phénomènes ; les excitants, tels que boissons aromatiques, plus ou moins alcoolisées, teintures, ammoniaque, galvanisme, etc., dont l'effet ordinaire est de relever les forces vitales opprimées, d'arrêter les progrès alarmants de la prostration, etc., etc.

TROISIÈME CATÉGORIE. — *Méthode expectante.*

Aucun de nos praticiens n'a osé faire l'essai de la médecine expectante contre cette terrible maladie ; car le rôle de temporisateur, qui a immortalisé le nom de Fabius Cunctator, est plus difficile à soutenir au milieu de l'alarme générale et du trouble menaçant de toutes les fonctions de l'organisme qu'à la tête d'une armée impatiente de se mesurer avec l'ennemi. On ne peut donc pas juger la valeur de cette méthode dans le choléra épidémique. Cependant il y a des malades qui, n'ayant pu obtenir les conseils d'un homme de l'art, ou n'ayant pas voulu y obtempérer, comme les folles de la Salpêtrière, n'ont suivi que leur instinct. Ne pourrait-on pas dire que cette classe de malades, dans laquelle on compte quelques guérisons, s'est traitée par la méthode expectante ?

Vous voyez, ami lecteur, avec quelle facilité s'est opéré le classement des médications si nombreuses et si divergentes énoncées ci-dessus. Maintenant essayez d'effectuer le même travail au moyen des classifications thérapeutiques les plus usitées : vous n'en viendrez jamais à bout d'une manière satisfaisante. Jamais vous ne pourrez décider lequel des traitements ci-dessus énumérés mérite, à l'exclusion des autres, le titre de rationnel, ou de physiologique, ou de naturel, ou d'empirique, ou de substitutif, etc., car ces épithètes conviennent toutes à chacun d'eux à peu près également ; d'où il suit qu'elles n'en caractérisent aucun d'une manière spéciale.

§ **IV.** — **Classification et dénomination des médicaments.**

Cette section de la thérapeutique a été l'objet de récriminations aussi amères que multipliées. Il n'est pas un seul traité de matière médicale publié depuis un demi-siècle où l'on ne déplore la confusion, l'instabilité, l'insuffisance des classifications et de la nomenclature pharmaceutiques. Bichat nous a signalé une des principales sources de ce défaut : « Il n'y a point eu, dit-il, en matière médicale, de systèmes généraux ; mais cette science a été tour à tour influencée par ceux qui ont dominé en médecine ; chacun a reflué sur elle, si je puis m'exprimer ainsi ; de là le vague, l'incertitude qu'elle nous présente aujourd'hui (1). »

Doit-on, pour éviter cette cause d'erreurs, adopter les classifications des naturalistes, comme l'a fait M. Dieu, auteur d'un *Traité de matière médicale et de thérapeutique ?* Je ne le pense pas. Voici pourquoi : toute distribution méthodique des matériaux d'une science doit être basée sur les propriétés que cette science considère. Or quelles propriétés la thérapeutique considère-t-elle dans les agents médicamenteux ? — Celle de modifier l'économie animale. Il faut donc nommer et classer les matériaux pharmaceutiques d'après les modes d'action qu'ils exercent sur l'organisme vivant. Chercher une autre base moins variable, c'est tourner la difficulté, et non la résoudre.

Telle a été la méthode adoptée par M. Moquin-Tandon dans la rédaction de ses *Éléments de zoologie animale ;* et il la justifie en ces termes : « La plupart des auteurs qui ont écrit sur la zoologie médicale, ont cru devoir adopter dans leurs livres un ordre purement zoologique. Cet ordre donne à leurs traités une forme plus scientifique et moins arbitraire : c'est là, sans doute, un très-grand avantage ; mais cette forme, malgré son importance et malgré sa fixité, entraîne avec elle des inconvénients réels ; elle subordonne trop la zoologie mé-

(1) *Anatomie générale.* — Considérations générales, § 2.

dicale à la zoologie proprement dite, et fait négliger un peu l'esprit professionnel qui doit dominer toutes les études dans une faculté de médecine ou dans une école de pharmacie (1). »

Malheureusement l'action d'une même substance sur l'économie animale peut varier selon une foule de circonstances qu'il est souvent difficile d'apprécier avec certitude. Par exemple, le tartre stibié administré à une série de malades, dans des formes et à des doses diverses, peut produire chez les uns de la sueur, chez d'autres un accroissement de sécrétion bronchique, chez un troisième des évacuations alvines, chez un quatrième des vomissements : chez d'autres il peut suspendre le vomissement et les selles, etc. Appliquée sur la peau, cette substance provoque une éruption de pustules auxquelles succèdent des ulcères dont la guérison se fait longtemps attendre. Sous quel chef rangera-t-on ce médicament? quel est celui de ses effets qu'on doit regarder comme le plus caractéristique, le plus essentiel? — *Réponse :* Celui qui est le plus sensible et le plus constant.

Mais, s'il arrive qu'un remède produise plusieurs effets à peu près également remarquables, auquel donnera-t-on la préférence?

— Peu importe alors celui qu'on met en première ligne ; pourvu qu'on ait soin de constater les autres. Ainsi je n'hésiterais pas à classer le tartre stibié parmi les émétiques ; mais je ne trouverais pas mauvais qu'on le rangeât parmi es irritants, pourvu qu'on eût soin de noter sa propriété vomitive. Je classerais de même l'opium dans les anodins ou les upnotiques, en ayant soin d'avertir qu'au lieu de calmer certaines douleurs, la céphalalgie, par exemple, il les exaspère ; qu'au lieu de faire dormir, il agite quelquefois. Je m'attacherais surtout à bien indiquer les circonstances qui influent sur la divergence de ces résultats.

Enfin il peut se faire qu'un médicament change de place

(1) Paris, 1860, préface, page XIII.

dans le cadre pharmaceutique, par suite de la découverte de quelque propriété jusqu'alors ignorée. Ainsi l'éther et le chloroforme, qu'on aurait mis forcément, il y a deux ou trois ans, dans la classe des excitants diffusibles, peuvent très-bien être rangés aujourd'hui parmi les anesthésiques.

Demander à un ordre quelconque de connaissances plus de fixité, plus de perfection que n'en comporte la nature même de ces connaissances, c'est perdre son temps à la poursuite d'une chimère. Or la matière médicale est une science essentiellement mobile, de même que la chimie. Le mérite d'un traité de thérapeutique ne consiste pas tant dans la nomenclature et la classification des agents curatifs que dans l'attention scrupuleuse à bien spécifier les circonstances qui font varier les effets de ces agents; à ne leur attribuer aucune vertu imaginaire, en rapport avec telle ou telle doctrine médicale, mais à s'en tenir strictement aux résultats purs de l'observation.

§ V. — Conclusion.

Jusqu'ici personne n'avait embrassé dans un même plan, n'avait réuni sous un même principe, la médecine interne et externe. Les systématistes les plus fameux des temps modernes ont toujours eu soin d'exclure de leurs théories thérapeutiques les opérations chirurgicales, c'est-à-dire les médications dont les effets sont les plus évidents ; parce que ces effets ne se prêtaient nullement à leurs explications théoriques. Qu'un chirurgien, par exemple, extirpe une tumeur, on ne saurait dire s'il agit par le principe des contraires ou par celui des semblables; attendu qu'il n'y a aucun rapport d'antagonisme ni de similitude entre son opération et la nature de la maladie qu'il traite. Mais on dira fort bien qu'il attaque synthétiquement le produit de cette affection morbide.

Cette nécessité, pour les systèmes autres que l'empiri-méthodisme, d'exclure de leur cadre thérapeutique les médications externes, prouverait à elle seule l'imperfection,

l'insuffisance, la fausseté de ces systèmes, si déjà nous n'a-
vions démontré cette fausseté d'une foule d'autres manières.

Il est vrai que l'empiri-méthodisme n'a pas la prétention,
comme la plupart des autres systèmes, d'expliquer *le rapport
intime qui existe entre la nature des maladies et le mode
d'action des remèdes.* Nous confessons volontiers notre
ignorance sur ces objets, impénétrables aux sens, de même
qu'à l'entendement humain. Nous évitons avec une attention
minutieuse de hasarder aucune conjecture à cet égard, ne
voulant pas offrir à nos lecteurs des interprétations arbitraires pour des vérités, des fictions idéales pour des réalités
matérielles.

HUITIÈME LETTRE.

RÉPONSE A QUELQUES OBJECTIONS CONCERNANT LA DOCTRINE EMPIRI-MÉTHODIQUE.

§ I. — Coup d'œil rétrospectif.

Le but principal de cette publication étant, comme je
l'ai annoncé dès le commencement, de fonder la pratique de
la médecine sur une base immuable, à l'abri des variations
incessantes des théories physio-pathologiques, et de constituer scientifiquement l'art de guérir, dont les procédés,
souvent disparates ou contradictoires, semblaient n'avoir
entre eux aucun lien logique, ce but me paraît suffisamment
atteint dans les lettres précédentes.

En effet, après avoir établi la nécessité d'un axiome universel de thérapeutique, d'une évidence et d'une certitude
incontestables, embrassant tous les modes de curation possibles, soit internes, soit externes, nous avons prouvé que
cet axiome ne pouvait être autre que le suivant : *Toute médi-*

cation qui a guéri une maladie doit guérir également les maladies analogues à la première. D'où l'on déduit immédiatement ce précepte, qui ne souffre aucune exception: *Traitez chaque cas morbide par les moyens dont l'expérience a démontré l'efficacité dans des cas homogènes* (1).

Ensuite nous avons fait voir que l'application rationnelle de ce précepte peut très-bien s'effectuer au moyen de trois méthodes générales de traitement, qui comprennent toutes les opérations de la médecine proprement dite et de la chirurgie, sans aucun alliage de théories physio-pathologiques (2).

Ainsi se trouvent jetés les fondements d'une thérapeutique toujours rationnelle et toujours progressive; ainsi se trouve réalisé l'accord, déclaré, naguère encore impossible de la science avec l'art, de la théorie avec la pratique, de la raison avec l'expérience; ainsi se trouve constitué ce qu'on pourrait appeler la grande stratégie médicale, *si parva magnis componere licet.* Vous savez qu'on a souvent comparé le rôle du médecin luttant contre la maladie à celui d'un général en présence d'un ennemi. Eh bien, si l'on me permet de continuer cette similitude, je ferai observer que tantôt l'homme de guerre aborde ses adversaires de front et tâche de les culbuter, de les détruire en masse; c'est alors la méthode *synthétique* qu'il emploie. Tantôt, au contraire, il s'efforce de les diviser, d'isoler leurs bataillons les uns des autres, afin d'en venir mieux à bout séparément; ne peut-on pas dire qu'il fait usage, dans ce cas, de la méthode *analytique?* Enfin il arrive quelquefois qu'un habile capitaine évite de se commettre, attendant une occasion favorable ou espérant que son adversaire s'épuisera de lui-même, faute de vivres ou de munitions. Cette tactique n'a-t-elle pas beaucoup de ressemblance avec notre méthode *expectante?*

Vous voyez, ami lecteur, que, d'après le système de l'em-

(1) Voyez la deuxième lettre, § 4 et 6.
(2) Voyez notre septième lettre.

pirisme raisonné, autrement dit de l'empiri-méthodisme, tel
que je l'ai exposé dans ces Lettres et ailleurs, la pratique de la
médecine est constituée scientifiquement, en dehors de toute
théorie physio-pathologique ; l'art de guérir n'offre plus cette
anomalie bizarre de procédés appelés *rationnels*, dont l'efficacité est des plus douteuses, à côté d'autres procédés appelés
non rationnels, dont l'efficacité est parfaitement constatée ; le
praticien n'est plus réduit à faire l'aveu humiliant qu'il ne
guérit jamais mieux que lorsqu'il traite sans savoir pourquoi.
Je pourrais donc borner là ma tâche et laisser à d'autres le
soin de développer les principes que j'ai établis ; d'en suivre
l'application à toutes les branches de la science médicale ; de
montrer comment ils en régissent tous les détails ; mais il est
encore quelques nuages que je tiens à dissiper, quelques objections qu'il importe de résoudre, concernant l'ensemble de
la doctrine empiri-méthodique : c'est par là que je terminerai
nos entretiens sur ce sujet.

§ II. — **Première objection.**

On lit dans l'*Essai de philosophie médicale* de M. Bouillaud : « Nous avons démontré précédemment que le diagnostic
était le fondement essentiel de la thérapeutique, ou plutôt
nous avons admis, avec tous les médecins, que c'était là un
axiome qui n'avait pas besoin de démonstration. Comment,
en effet, traiter une maladie qu'on ne connaît pas ? La thérapeutique n'est réellement qu'une *déduction*, qu'un *corollaire*, des idées ou des doctrines que l'on s'est faites sur la
nature des maladies (1). »

Pour réfuter victorieusement la doctrine émise dans ce
passage par le célèbre professeur de la Charité, il suffirait,
sans doute, de renvoyer le lecteur aux axiomes philosophiques
que j'ai rapportés dans ma quatrième lettre et au corollaire
qui les accompagne (2). Mais je ne veux pas me contenter de

____

(1) *Essai sur la philosophie médicale.* Paris, 1836, troisième partie,
chap. vi, art. 1er, page 302.

(2) Voyez la quatrième lettre, § 2.

cette réfutation indirecte, d'autant plus qu'il y a dans le passage que je viens de citer un sophisme captieux dont il importe de débrouiller l'artifice. « Comment traiter, dit-il, une maladie qu'on ne connaît pas ? » La question est pressante, et je ne sache pas que ni M. Louis ni M. Chomel, à qui elle semble adressée personnellement, y aient fait aucune réponse. Je vais donc tâcher de suppléer à leur silence sur cette question ; mais, avant d'y répondre, je demanderai qu'on me permette d'en adresser une moi-même.

Un jardinier n'est-il pas obligé de connaître les plantes qu'il cultive ? Ne doit-il pas savoir discerner un chou d'un navet, une carotte d'une betterave ? Assurément, personne ne disconviendra que cette connaissance ne lui soit nécessaire. — S'ensuit-il de là qu'elle soit suffisante, et qu'il puisse en déduire par le raisonnement les genres de culture, de terre, d'engrais, d'exposition, etc., qui conviennent à chacun de ces végétaux ? Tout homme sensé répondra d'une manière négative : prenez tel savant que vous voudrez en botanique, en physiologie végétale, en analyse chimique, en microscopie ; supposez qu'il réunisse dans sa tête les lumières de toutes les Académies sur ces diverses branches de la connaissance humaine ; eh bien, je défie qu'il puisse en extraire directement la moindre règle d'horticulture sans quelque expérimentation préalable de lui ou d'autres. Cela posé, j'arrive à l'objection de M. Bouillaud.

« Comment traiter, dites-vous, une maladie qu'on ne connaît pas ? » Tout le monde vous accordera que la chose est impossible. Tout le monde vous accordera, par exemple, que, pour bien traiter une variole, il ne faut pas la confondre avec une syphilide pustuleuse ; et que, pour traiter convenablement une hernie inguinale, il ne faut pas la prendre pour un bubon. Ainsi vous êtes dans le vrai quand vous insistez sur l'importance, sur la nécessité du diagnostic, quand vous affirmez que sans un diagnostic éclairé il n'y a point de médecine rationnelle, c'est-à-dire bienfaisante.

Mais, de ce que la thérapeutique ne peut marcher sûrement

si elle n'est guidée par cette lumière, s'ensuit-il qu'elle n'ait besoin d'aucun autre secours ? Suffit-il de bien connaître, de bien diagnostiquer une maladie pour savoir la guérir ? En un mot, la thérapeutique est-elle, comme vous le prétendez, une *déduction*, un *corollaire* des idées qu'on s'est faites sur la nature des maladies ? — C'est ici que se trouve l'exagération, l'erreur ; erreur à peine concevable de la part d'un clinicien aussi distingué que le professeur qui l'a émise, erreur que les exemples suivants vont vous faire toucher au doigt.

Il y a environ un millier d'années que la variole est connue en Europe ; qu'elle a été décrite par les Arabes et les arabistes avec une exactitude qui a laissé peu de chose à faire à leurs successeurs. Il n'y a que cinquante ans à peu près qu'on sait prévenir le développement de cette affection par la vaccine. Croyez-vous que la découverte de ce préservatif soit une déduction, un corollaire des idées qu'on s'était faites sur la nature de la maladie ? Vous connaissez trop l'histoire de la propagation de la vaccine, pour soutenir une pareille hérésie. Vous savez trop bien avec quel acharnement, avec quelle opiniâtreté, ce procédé a été combattu au nom des théories les plus accréditées.

Les fièvres intermittentes sont connues de toute antiquité. On en trouve des descriptions dans les livres hippocratiques, et il est probable que les Asclépiades diagnostiquaient ces maladies presque aussi sûrement que nous. Cependant nous les guérissons incomparablement mieux qu'eux. Devons-nous le perfectionnement de notre thérapeutique, sous ce rapport, à des idées plus justes sur la nature de ces maladies ? Vous savez bien le contraire ; vous savez pertinemment que l'introduction du fébrifuge par excellence a eu lieu en dépit des idées, des théories régnantes sur ce genre d'affections.

Enfin quelle maladie est mieux connue que la rage ? On sait quelle en est l'origine, comment elle se communique à l'homme, la durée de son incubation, sa marche, ses symptômes, sa terminaison infaillible. Il suffit de l'avoir observée une fois pour ne la confondre avec aucune affection d'une autre espèce. Néanmoins sa thérapeutique n'est pas plus avancée qu'il y a deux mille, trois mille ans.

Et vous osez affirmer que « les indications thérapeutiques dérivent évidemment du diagnostic de la maladie ; que, lorsque la nature de celle-ci est exactement connue, elle indique comme d'elle-même le remède (1). » Jamais maxime plus illusoire n'a été professée en médecine. Hélas ! le contraire n'est que trop bien prouvé par l'histoire de notre art. Non, la connaissance du remède ne découle pas de la connaissance de la maladie, comme une conclusion découle des prémisses. Le diagnostic ne constitue qu'une des prémisses dans l'art de guérir ; l'autre prémisse, non moins indispensable, c'est l'épreuve clinique. Ainsi les Asclépiades connaissaient assez bien les fièvres intermittentes ; mais, avant que l'épreuve clinique eût sanctionné un mode de traitement efficace, l'art était à peu près impuissant, la science tronquée, relativement à ce genre d'affections. Ainsi notre diagnostic sur la rage laisse peu de chose à désirer ; tandis que notre thérapeutique est encore et restera toujours misérable, jusqu'à ce que l'épreuve clinique ait sanctionné quelqu'un des moyens essayés contre cette affreuse maladie.

D'après l'opinion de M. Buchez, conforme en ce point à la doctrine de tous les philosophes modernes, vous ne pouvez prévoir les effets successifs engendrés par l'introduction d'un agent thérapeutique dans l'économie animale, avant que la succession entière de ces phénomènes ait été observée, une fois au moins, dans toute son étendue (2). A plus forte raison, il est impossible que le diagnostic d'une maladie, quelque exact que vous le supposiez, vous fasse prévoir la série des modifications que tel ou tel traitement doit imprimer à cette maladie, avant que la série entière de ces modifications ait été observée, au moins une fois, dans toute son étendue.

Anciennement, on regardait les accidents syphilitiques

(1) *Essai sur la philosophie médicale.* Paris, 1836, page 321.
(2) Voyez notre quatrième lettre, § 2.

comme les indices d'un virus qu'il fallait de toute nécessité expulser de l'économie. En conséquence, on faisait suer ou saliver, jusqu'à l'épuisement, les individus atteints de quelques-uns de ces symptômes ; après, on les purgeait encore par les voies digestives. Dans les derniers temps, quelques pathologistes ont prétendu que les symptômes vénériens n'étaient que le produit d'une irritation ou d'une phlogose. En conséquence, ils ont conseillé d'appliquer la médication antiphlogistique à tous les cas de ce genre. Les homœopathes regardent ces mêmes accidents comme les effets d'un miasme impalpable, et s'autorisent de cette hypothèse pour leur opposer des remèdes spiritualisés. Les uns et les autres ont déduit *à priori* leurs règles de traitement de l'idée qu'ils s'étaient formée sur la nature de la maladie. Les uns et les autres ont suivi également une fausse route ; ils se sont basés sur des hypothèses. Ce n'est pas ainsi qu'on doit procéder en médecine pratique ; voici comment il faut raisonner et se conduire.

La maladie vénérienne se manifeste par des symptômes qu'on distingue actuellement en primitifs, secondaires et tertiaires ou constitutionnels. L'expérience nous apprend que chacune de ces phases réclame une médication différente. Ainsi, dans la première, on emploie quelquefois avec avantage les astringents ou les boissons délayantes. Dans la seconde, les sels de mercure à petites doses, aidés des opiacés ou des sudorifiques, réussissent ordinairement bien, sans produire ni salivation ni aucune autre évacuation sensible. Enfin, dans la troisième période, appelée constitutionnelle, il est d'observation que les sels d'or et les iodures sont, jusqu'à présent, les remèdes les plus efficaces. En conséquence, le médecin philosophe, qui ne s'exagère point la portée de notre intelligence, qui ne se laisse pas abuser par les fantômes de son imagination, emploiera chacune des médications consacrées par l'expérience contre la période correspondante de la maladie, sans se préoccuper si celle-ci est le produit d'un virus ou d'une irritation ou d'un miasme, toutes choses impénétrables aux sens, de même qu'à l'entendement humain.

§ III. — Deuxième objection.

Si toutes les théories physio-pathologiques ne sont que des hypothèses illusoires, propres seulement à égarer le praticien, il faut donc les bannir entièrement de la science comme des fictions dangereuses ou tout au moins inutiles. Cependant l'exclusion absolue des théories et du raisonnement paraît une chose impossible, et dont il n'existe d'exemple dans aucun traité de médecine. D'où il suit qu'une doctrine qui s'appuie sur cette exclusion, qui en fait un précepte formel, repose sur une impossibilité, c'est-à-dire sur une erreur.

Telle est l'objection qu'on ne cesse de répéter, sous mille formes, contre l'empirisme; et, sur ce, on se dispense de l'étudier, de l'approfondir (1). On l'accuse de proscrire le raisonnement, parce qu'il veut en supprimer l'abus; de rejeter toutes les théories, parce qu'il veut les renfermer dans leurs limites naturelles. Il est temps de faire justice de ce préjugé, né de l'ignorance et de l'irréflexion.

Réponse. — Il est bien entendu que, lorsque je nomme l'empirisme, je ne veux point parler de l'empirisme des carrefours, ni de celui qui tient officine, ni de celui qui étale ses hauts faits dans des annonces, dans des prospectus ; ces débitants de drogues, ces possesseurs de remèdes secrets, de traitements spécifiques que l'on désigne ordinairement sous la dénomination d'empiriques, ne connaissent de l'empirisme que le nom. Mais, quand on y regarde de près, on s'aperçoit bientôt qu'ils ne manquent jamais d'amorcer la crédulité du public, au moyen de quelque théorie physio-pathologique, par laquelle ils prétendent expliquer les merveilleux effets de leurs médications. C'est donc par antiphrase qu'on les appelle *empiriques*, puisqu'en réalité ils font tous du physio-pathologisme à leur manière.

(1) Broussais, dans son *Examen des doctrines médicales,* ne consacra à l'examen de ce système qu'un alinéa de quelques lignes ! (Voyez chapitre II, page 35, édition de 1821.)

Il demeure établi qu'il ne s'agit ici que de l'empirisme raisonné, méthodique, tel qu'il a été professé par quelques
médecins philosophes de l'ancienne école d'Alexandrie, et tel
surtout que je l'ai développé dans ces lettres. Eh bien, je le
demande à tous ceux qui ont la moindre notion de cette doctrine : est-ce que le raisonnement en est exclu? Est-ce qu'elle
n'est pas fondée, au contraire, sur des raisonnements très-
spécieux, sinon très-vrais? Qu'ai-je fait moi-même dans tout le
cours de ces lettres, sinon poser des principes de la plus haute
philosophie et en déduire des conséquences ? Que nos adversaires contestent ces principes ou les conséquences que nous en
avons tirées, cela se conçoit ; ils en ont le droit. Mais qu'ils
nous accusent de proscrire le raisonnement, ceci passe toute
imagination ; car c'est nier la lumière du soleil, c'est montrer
une ignorance profonde de l'histoire des doctrines médicales.

Quant au reproche d'annihiler les théories physio-pathologiques, s'il n'est pas entièrement fondé, il a du moins quelque
vraisemblance. Oui, l'empirisme proscrit l'intrusion de ces
théories dans la thérapeutique; oui, il déclare cette intrusion
nuisible, illégitime. C'est là un dogme fondamental dont
j'ai donné la démonstration dans ma quatrième lettre, de
manière à ne laisser aucun doute dans l'esprit des lecteurs
attentifs. Mais l'empirisme rationnel ou l'empiri-méthodisme n'exclut en aucune façon les théories physiologiques
et pathologiques de leur domaine naturel, c'est-à-dire de
la physiologie et de la pathologie. Je suis loin de partager
l'opinion de Laënnec, qui traitait ces créations du génie de
vains amusements de l'esprit. Je les considère, pour mon
compte, comme des inventions éminemment utiles, comme
des auxiliaires indispensables de l'entendement humain. Les
théories physio-pathologiques ne sont devenues nuisibles, en
médecine, que par l'abus qu'en ont fait les dogmatistes,
en les transportant du domaine de la physiologie et de la
pathologie dans celui de la thérapeutique. Quelques exemples
vont nous édifier sur l'usage des théories dans les sciences et
sur le danger de leur excessive extension.

Premier exemple. — Une pomme se détache spontanément de sa branche et tombe à terre. Un pendule écarté de la ligne verticale oscille pendant un laps de temps. Les planètes décrivent autour du soleil des ellipses dont cet astre est le foyer. Voilà des faits qui paraissent n'avoir entre eux aucun rapport, qui, ainsi isolés, ne laissent dans la mémoire qu'une trace fugitive. Mais un homme de génie conçoit l'heureuse idée de rattacher ces phénomènes à une cause unique : il suppose que la pomme est attirée vers la terre par une force invisible qu'il nomme *attraction ;* que le pendule se meut sous la même influence ; que les planètes sont retenues dans leurs orbites par une force toute pareille. Des observations, des expériences, des calculs sans nombre, sont entrepris pour vérifier cette hypothèse : tous semblent la confirmer, tous se plient à cette interprétation. Dès lors, une multitude de phénomènes qui passaient auparavant inaperçus, parce qu'ils n'avaient entre eux aucune liaison, attirent l'attention des savants, se gravent dans leur mémoire, au moyen de ce lien artificiel, et constituent une des plus belles conquêtes de la science.

Mais, si, quittant le domaine de la physique générale, nous voulons porter la théorie de l'attraction dans la chimie, si nous prétendons expliquer par elle les affinités élémentaires, nous tombons dans le chaos, nous abusons de l'hypothèse. En effet, la théorie de Newton ne suppose aucune différence entre les particules matérielles, tandis que les affinités chimiques sont basées précisément sur ces différences.

Deuxième exemple. — L'hypothèse d'un agent intérieur nommé principe vital ou mieux force vitale, qui, doué d'un instinct admirable et non de conscience, donne l'impulsion à tous les mouvements du corps organisé, les dirige vers un but, d'après un plan très-ingénieusement combiné ; cette hypothèse, émise par Hippocrate, exagérée par Van Helmont, ramenée à ses véritables termes et élevée presque à l'état de vérité démontrée par les modernes, est sans contredit une des plus belles créations de la science physiologique : sans elle une foule de phénomènes de l'économie vivante restent incompris et sans aucun lien entre eux.

Mais, qu'on essaye d'introduire cette théorie dans la thérapeutique, on arrive, si l'on veut être logique, à la négation de l'art de guérir ; on réduit le rôle du médecin à une pure contemplation de la mort, comme Asclépiade le reprochait aux hippocratistes de son temps. Si, au contraire, on veut que le médecin puisse intervenir quelquefois activement dans les maladies, on est forcé, comme Stahl, Barthez et autres, de se mettre en contradiction avec soi-même (1).

Troisième exemple. — Pinel avait rangé les fièvres intermittentes à type tierce dans l'ordre des fièvres bilieuses, qu'il appelait aussi méningo-gastriques ; celles à type quotidien ou quarte, dans l'ordre des pituiteuses, qu'il nommait adéno-méningées ; enfin, les intermittentes et les rémittentes pernicieuses étaient classées par lui dans l'ordre des ataxiques. Quant aux hémorrhagies, aux névroses et autres affections périodiques, il les avait disséminées dans des sections diverses. Broussais rattacha toutes ces formes morbides aux phlogoses, et en particulier à la gastrite.

Cependant l'un et l'autre n'hésitaient pas à combattre toutes ces affections par les sels de quinine, contrairement à leurs théories pathologiques ; mais, pour ne pas renoncer à celles-ci, ils qualifiaient cette médication bienfaisante d'*irrationnelle*. Ah ! pardon, mes illustres maîtres ; ce n'est pas la médication qui était irrationnelle en cette occurrence ; c'est vous-mêmes qui manquiez de logique, en prétendant unir la maladie au remède par le lien de l'induction, tandis qu'on ne peut les unir que par l'observation, l'expérience.

Quatrième exemple. — L'inflammation, en latin *inflammatio*, en grec φλεγμασία ou φλόγωσις, est un sujet qui n'a pas moins excité de discussions parmi les médecins, que la présence réelle ou la grâce suffisante en a fait naître parmi les théologiens, avec cette différence toutefois que les disputes

(1) Voyez notre troisième lettre, § 2 ; et notre *Histoire de la médecine,* tome II, page 414.

des enfants d'Esculape n'ont allumé ni bûchers ni persécutions. A part cela, elles n'ont été ni moins vives ni moins opiniâtres; et, aujourd'hui encore, on est si loin de s'entendre, que certains auteurs nient l'existence de la phlogose, tandis que d'autres étendent ce mode de lésion à toute la pathologie. La vérité, selon nous, n'est dans aucune de ces opinions extrêmes.

En effet, si nous remontons à l'origine de la science, nous voyons que les mots phlegmasie, phlogose, inflammation, ont été employés à cause de la similitude qu'on a cru remarquer entre les effets de cette maladie et ceux du calorique. Or voici ce qu'on remarque dans ce dernier cas : si une de nos parties se trouve exposée à une distance modérée d'un foyer incandescent, nous y éprouvons d'abord une douce chaleur. Bientôt cette sensation paraît incommode, et la partie commence à rougir. Ensuite la chaleur devient douloureuse, cuisante ; la coloration passe à un rouge de plus en plus foncé ; il y a de la tuméfaction. Plus tard, la peau se couvre de phlyctènes ou bulles remplies de sérosité ; le tissu cellulaire souscutané ressent l'action du calorique. Enfin la mortification atteint les couches superficielles de nos tissus et gagne de proche en proche les couches les plus profondes. Mais, si l'action du calorique cesse avant qu'elle ait atteint son dernier effet, la mortification, alors la partie lésée revient à son état normal, avec ou sans suppuration, avec ou sans perte de substance, selon le degré de la brûlure.

Telle est en abrégé, et en omettant beaucoup de nuances, la succession des phénomènes produits par l'action du calorique extérieur sur une partie quelconque de notre corps. Or, la même série phénoménale pouvant être provoquée dans l'organisme par d'autres causes, soit internes soit externes, on a donné primitivement le nom d'inflammation à l'assemblage de trois ou quatre des symptômes suivants : chaleur, rougeur, douleur, tuméfaction.

Une foule de théories ont été émises sur le phénomène initial et le mode de génération de la série phénoménale appelée inflammatoire ; et les auteurs ou les partisans de ces théories ont tous eu la prétention de baser sur chacune d'elles un traitement antiphlogistique ; ce qui fait que ce traitement a subi tant de variations.

Enfin, dans ces derniers temps, des recherches considérables ont été entreprises, des observations et des expériences d'une patience et d'une délicatesse au-dessus de tous les éloges ont été faites pour saisir les transformations intimes, moléculaires que les tissus et les liquides vivants éprouvent dans leur passage de l'état normal à l'état phlegmasique. A l'aide du microscope, de l'analyse physico-chimique, des dissections, etc., on a pu établir en quelque sorte une échelle de gradation phénoménale, depuis la simple irritation jusqu'à la phlegmasie confirmée. On a vu le calibre des vaisseaux capillaires se rétrécir d'abord sous l'influence des irritants physiques ou chimiques, puis se dilater ; le mouvement des liquides dans ces mêmes vaisseaux, après une accélération momentanée, se ralentir, puis s'arrêter complétement. On a vu le sérum du sang transsuder à travers les parois vasculaires, entraînant avec lui la matière colorante dissoute ; on a vu les globules sanguins se déformer. On a assisté, pour ainsi dire, à la génération du pus, etc., etc.

Mais, lorsqu'on a voulu passer de cette pathogénie à la thérapeutique, on s'est aperçu qu'aucun lien rationnel, *perceptible à notre entendement*, n'unissait les faits dont s'occupent ces deux branches de la science médicale. On s'est convaincu que la connaissance la plus exacte, la plus approfondie, d'une série de phénomènes pathologiques ne pouvait fournir directement l'indication du remède le plus convenable, le plus efficace, ne pouvait remplacer en un mot l'épreuve thérapeutique. C'est un aveu que n'hésitent pas à faire les observateurs les plus habiles quand ils ne sont pas aveuglés par quelque théorie préconçue : « On ne peut malheureusement pas encore, dit M. Lebert, construire la thérapeutique sur les bases de la médecine scientifique ; et, avec la meilleure volonté du monde, on ne peut regarder la plupart de ses préceptes que comme le résultat de l'empirisme (1). »

Je ferai observer, à l'occasion de ce passage, que, dès aujourd'hui, la thérapeutique est constituée scientifiquement, non sur la physiologie pathologique, selon le vœu de **M. H.** Lebert, mais sur une autre base plus ferme, plus large, la seule sur laquelle on puisse asseoir tous ses préceptes, savoir l'expérience ou l'empirisme raisonné, autrement dit l'empiri-méthodisme. Il n'y a pas une seule règle de thérapeutique qui puisse être justifiée autrement que par les résultats de l'expérimentation. On a cité comme un exemple de thérapeutique *rationnelle* le précepte de rapprocher les parties divisées. Eh bien, ce précepte n'est ni plus ni moins *rationnel* que celui de donner du quinquina à un individu atteint de fièvre intermittente. Pourquoi conseille-t-on de rapprocher les parties divisées? — Parce qu'on sait, *par l'observation*, que, dans certains cas, les parties divisées sont susceptibles de se réunir. Mais il y a aussi des cas, malheureusement trop nombreux, que l'observation seule nous a fait connaître, dans lesquels les parties divisées ne peuvent plus se réunir. Dans ces cas, je le demande, le précepte du rapprochement scrait-il encore *rationnel?* — Non certes, parce que l'expérience le réprouve.

§ **IV.** — **Troisième objection.**

« L'empirisme, dit Broussais, consiste à trouver un remède approprié à la maladie, sans se mettre en peine d'expliquer cette dernière, ni la manière dont elle est modifiée... L'inappétence se guérit tantôt avec de l'eau, tantôt avec du vin ; quelquefois en se purgeant ou en jeûnant ; d'autres fois en mangeant des aliments plus copieux ou plus excitants qu'à l'ordinaire, etc. Que faire donc? Si l'on ne veut pas raisonner ou faire de la théorie pour découvrir auquel de ces moyens il faut s'adresser, il ne restera qu'à les essayer successivement les uns et les autres (2). »

(1) *Physiologie pathologique.* Paris, 1845, tome I, page 106.
(2) *De l'irritation et de la folie.* Paris, 1839, tome I, pages 53 et 54.

Je n'aurais pas rapporté cette objection, tant elle me paraît peu sérieuse, si elle n'émanait d'un homme qui a exercé une influence incontestable sur la médecine contemporaine ; mais le nom de Broussais m'impose l'obligation de ne pas la passer entièrement sous silence. Toutefois, je serai court dans ma réfutation, ne voulant pas profiter de tous les avantages que me donne la faiblesse de l'attaque.

Réponse. — Vous dites qu'on guérit l'inappétence tantôt avec de l'eau, tantôt avec du vin, etc., etc. Je demande comment vous avez appris qu'on pouvait traiter cette affection, ou, si vous aimez mieux, ce symptôme, par des moyens si divers et quelquefois si opposés ? N'est-ce point par l'observation et uniquement par l'observation ? Quelle théorie physio-pathologique aurait pu suggérer l'idée d'une si grande variété de traitements appliqués à une maladie toujours la même en apparence ? — Aucune ; il n'y a que l'observation clinique qui ait pu vous fournir cette notion.

Vous ajoutez : « Si l'on ne veut pas raisonner ou faire de la théorie pour découvrir auquel de ces moyens il faut s'adresser, il ne restera qu'à les essayer successivement les uns et les autres. » Je passe l'accusation banale de ne pas raisonner adressée aux sectateurs de l'empirisme, accusation indigne de Broussais, qui savait pertinemment que les empiristes ne se privent nullement de raisonner, accusation qui a été déjà réduite à sa juste valeur, c'est-à-dire à néant. J'arrive à cette conclusion finale, que l'on sera dans la nécessité d'essayer toutes les médications successivement, si l'on n'a pas une théorie physio-pathologique pour guide ; et je réponds :

Oui certes, on sera obligé d'essayer successivement toutes les médications, si, à l'exemple de certains réformateurs, on ne tient aucun compte des observations de ses devanciers, si l'on prétend renouveler la science depuis sa base jusqu'à son couronnement ; mais telle n'a jamais été la prétention des empiri-méthodistes, et les premiers médecins qui prirent le titre d'empiristes dans l'école d'Alexandrie nous ont laissé des règles très-sages pour discerner le degré de confiance qu'on doit accorder aux observations d'autrui ; ce qui prouve qu'ils ne dédaignaient pas de s'en servir.

Ainsi donc, sous quelque point de vue qu'on envisage la thérapeutique, dans les généralités comme dans les détails, toujours et partout l'induction doit être subordonnée à l'expérience ; les règles de traitement doivent avoir reçu la sanction de l'épreuve clinique avant d'obtenir droit de domicile dans la science.

NEUVIÈME LETTRE.

DU RANG QUE LA MÉDECINE DOIT OCCUPER DANS UN SYSTÈME GÉNÉRAL DES CONNAISSANCES HUMAINES , ET DU DEGRÉ DE CERTITUDE QU'ELLE PEUT ATTEINDRE.

§ I. — Convenance de cette recherche.

Après avoir assigné à chacune des branches de la médecine la place qui lui convient, eu égard à l'importance de son concours pour la réalisation du but final de cette science, la guérison des maladies ; après avoir démontré, contrairement à l'opinion d'un grand nombre de théoriciens, que, sous ce rapport, la thérapeutique tient le premier rang, et que la pathologie, l'anatomie, la physiologie, etc., viennent ensuite, à titre d'auxiliaires ; après avoir, en un mot, fait sortir la pratique médicale du chaos où elle était plongée, en rétablissant la véritable théorie de l'art de guérir, méconnue et défigurée depuis vingt siècles ; je pense qu'il ne sera pas hors de propos d'examiner quelle place la médecine doit occuper dans une classification systématique de toutes les connaissances humaines, et quel degré de certitude elle est susceptible d'atteindre. Cette recherche constitue, ce me semble, le complément suprême de toute doctrine médicale, et doit clore convenablement cette série épistolaire.

Toutefois je n'ignore pas combien l'époque actuelle est

peu favorable aux dissertations philosophiques ; je n'ignore
pas que, au milieu d'une société ébranlée comme la nôtre, et
menacée dans son existence, les médecins ne peuvent prêter
qu'une oreille distraite à des questions de pure théorie, dont
l'examen exige du calme, de la sécurité et du loisir. Aussi je
n'abuserai pas de la patience de mes lecteurs ; je tâcherai de
ne dire absolument que ce qui est indispensable pour la solution des problèmes énoncés en tête de cette lettre (1).

Obligé de jeter un coup d'œil sur les diverses opinions
des philosophes concernant l'origine de nos connaissances,
leurs degrés de certitude, et les divers modes d'acquisition
de notre entendement, je diviserai mon sujet en deux parties,
l'une historique, l'autre critique et dogmatique.

PREMIÈRE PARTIE.

Résumé historique des opinions qui ont été émises sur l'origine des
idées et leurs modes de développement.

§ **II. — Période antique.**

Du rationalisme. — Le premier philosophe dont les écrits
soient parvenus jusqu'à nous dans un état d'intégrité suffisant
pour nous donner une juste idée de sa doctrine est Platon, ce
disciple enjoué du sage Socrate, qui fut surnommé le Cygne de
l'Académie, pour les charmes de sa conversation et les grâces
de son style. Il pensait que les connaissances que nous acqué-
rons dans ce monde ne sont que de faibles rayons de lumière
que notre âme possédait avant d'être unie au corps ; il était
persuadé que le meilleur moyen pour atteindre la vérité consiste à s'isoler, autant que possible, par la méditation, de
l'influence des sens et des objets extérieurs, afin de se mettre
en communication directe avec la nature intime des choses
par l'intuition mentale. « L'âme, dit-il, ne pense-t-elle pas
mieux que jamais, lorsqu'elle n'est troublée ni par la vue, ni
par la douleur, ni par la volupté, et que, renfermée en elle-

____

(1) J'écrivais ces choses à l'époque si agitée de 1849 et 1850.

même et se dégageant, autant que possible, de tout commerce avec le corps, elle s'attache directement à ce qui est pour le connaître?... En effet, le corps nous entoure de mille gênes par la nécessité où nous sommes d'en prendre soin. Avec cela, les maladies qui surviennent traversent nos recherches. Il nous remplit d'amours, de désirs, de craintes, de mille chimères, de mille sottises, de manière qu'en vérité il ne nous laisse pas, comme on dit, une heure de sagesse... Il nous est donc démontré que, si nous voulons savoir véritablement quelque chose, il faut que nous nous séparions du corps, et que l'âme elle-même examine les choses en elles-mêmes (1). »

Du sensitisme. — Aristote, contemporain de Platon, fut un de ses auditeurs assidus pendant vingt ans; après quoi il devint lui-même chef d'école. Or il professa une opinion toute contraire à celle de son maître sur l'origine de nos idées. Suivant lui, tous les animaux ont reçu de la nature la faculté de sentir et de juger; mais, après que la sensation a été produite, les uns en conservent le souvenir, les autres non. Ceux dont l'âme retient quelque trace des impressions reçues peuvent, à la suite d'un grand nombre de sensations, raisonner d'après le souvenir qui leur en reste. Voilà comment la mémoire provient de la faculté de sentir. Le souvenir d'une même chose souvent répétée engendre l'expérience; et l'expérience, c'est-à-dire toute notion générale qui se fixe dans l'âme relativement à ce qu'il y a de commun entre plusieurs choses, est le principe de la science et de l'art. — Les premières idées que les sensations font naître dans notre esprit sont toujours des idées d'ensemble, des idées très-générales. Ensuite, à mesure que les mêmes sensations se réitèrent, elles deviennent plus distinctes, et nos idées se spécialisent de plus en plus (2).

---

(1) *Phædon*, traduction française de M. Cousin, de la page 202 à 204. — Voyez aussi plusieurs autres dialogues.

(2) *Aristotelis opera omnia quæ exstant græce et latine.* Auctore Guillelmo Duval. — *Analyticorum posteriorum* lib. II, cap. xix. —

Aristote insiste beaucoup sur cette proposition, que les premières idées qui naissent en nous par l'intermédiaire des sens sont toujours des idées très-générales. Elle forme une des bases fondamentales de sa méthode scientifique, et il l'appuie par des exemples et des raisonnements qu'il croit inébranlables. Si un homme, dit-il quelque part, aperçoit un objet de fort loin, il aura d'abord l'idée d'un corps en général ; si cet objet s'approche de lui graduellement et qu'il le voie s'avancer d'un mouvement automatique, il concevra l'idée moins générale d'un animal ; ensuite celle d'un animal de telle ou telle espèce ; puis enfin, l'objet étant tout à fait près, il le distinguera de tous les autres, il aura une idée individuelle. — Ailleurs, il cite l'exemple d'un petit enfant qui appelle d'abord tous les hommes *papa*, et toutes les femmes *maman*. Ensuite, à mesure qu'il grandit, ses idées se spécialisent ; il apprend à discerner son père et sa mère de toutes les autres personnes.

Telle est, suivant ce philosophe, la gradation de nos idées ; et il part de là pour fonder une méthode scientifique à laquelle toute l'antiquité s'est asservie ; méthode qui consiste à commencer l'étude et l'enseignement d'une science quelconque par les généralités, qu'on nommait aussi principes, éléments.

Il faut convenir que l'argumentation du chef des péripatéticiens et les exemples dont il s'étaye sont extrêmement captieux. Il nous serait très-difficile, aujourd'hui encore, d'en démêler l'artifice, si Locke et Condillac n'avaient démontré péremptoirement que les premières idées que les sensations excitent en nous sont toujours des idées individuelles ; s'ils ne nous avaient appris, par leur savante analyse des opérations de l'entendement, comment notre esprit s'élève des idées individuelles aux idées générales, et en quoi celles-ci diffèrent des idées vagues, indistinctes, avec lesquelles Aristote les

____

De principibus naturalibus, lib. I, cap. i. — *Metaphysicorum* lib. I, cap. i ; *et alibi passim.*

confond dans les exemples sus-mentionnés. Mais les anciens, privés des lumières de la métaphysique moderne, ne purent secouer le joug de la méthode péripatéticienne dont le prestige s'est maintenu jusqu'à une époque peu éloignée de nous.

Dans le péripatéticisme, les sensations, quoique formant le point de départ de nos connaissances, ne sont pas considérées comme notre unique instrument de progrès intellectuel ; elles ne constituent que les matériaux de la pensée ; et la raison y conserve sa suprématie sur les autres facultés de l'âme. Elle est chargée d'élaborer, de mettre en œuvre ces matériaux, pour l'édification du monument scientifique.

Il n'en est pas tout à fait de même dans le système d'Épicure, si nous en croyons son élégant interprète latin. Selon ce dernier, les sensations sont produites par des images ou simulacres extrêmement déliés, qui, détachés de la surface des corps ou formés spontanément, voltigent dans l'espace et viennent affecter nos organes. Les sens ne nous trompent jamais ; la vérité n'a pas de fondement plus sûr que leur autorité, et notre existence dépend de l'exactitude de leurs rapports. Lorsque nous portons de faux jugements, c'est la raison seule qui s'égare dans ses appréciations (1). Ici, comme on voit, la théorie du sensitisme est poussée à ses limites extrêmes et forme le plus complet antagonisme avec la doctrine de Platon.

De l'éclectisme. — Potamon, qui vivait à Alexandrie, vers le premier siècle de l'ère chrétienne, c'est-à-dire à une époque où les disputes des philosophes étaient très-animées, ayant reconnu ou cru reconnaître qu'aucun des systèmes proclamés avec tant de chaleur par les sectes contendantes n'était vrai dans son entier, mais que chacun d'eux renfermait une partie, une face de la vérité, mêlée à beaucoup d'erreurs, pensa que la sagesse consiste à ne s'attacher exclusivement à aucune des doctrines en vogue, mais à extraire de chacune ce qu'on juge

____

(1) Lucrèce. — Poëme *De natura rerum*, chant IV.

le plus conforme à l'expérience et à la raison. L'histoire ne dit pas s'il érigea cette manière de philosopher en système ni s'il forma des disciples. Quoi qu'il en soit, il fut regardé comme le fondateur de l'éclectisme ou syncrétisme, méthode qui eut chez les anciens beaucoup de partisans, mais dont les sectateurs ne formèrent jamais une école proprement dite, faute d'avoir adopté une formule précise, un symbole commun de doctrine.

SCEPTICISME. — Je ne m'arrêterai pas à l'examen du scepticisme, parce que le doute absolu et universel me paraît moins une doctrine scientifique que la négation de toute espèce de savoir. Les raisonnements des pyrrhoniens ne méritent, selon moi, aucune réfutation sérieuse, attendu qu'ils n'offrent, de l'aveu même de ces philosophes, aucun caractère de certitude. Je me contenterai donc de répéter avec Lucrèce :

> Denique, nil sciri si quis putat, id quoque nescit
> An sciri possit; quoniam nil scire fatetur (1).

§ III. — Période moyenne.

SUPERNATURALISME. — Aux deux modes d'acquisition intellectuelle admis par les philosophes, les pères de l'Église chrétienne en ajoutèrent un troisième qu'ils considéraient comme le plus sûr, comme le seul infaillible. Ce mode qu'on appelle révélation ou supernaturalisme, consiste dans la communication directe que Dieu fait à l'homme de certaines vérités que celui-ci n'aurait pu découvrir par les simples lumières de la raison. Toutefois la philosophie n'abdiqua pas entièrement ses droits à l'examen de ces hautes vérités ; car, en même temps qu'on proclamait leur céleste origine, il se présentait plusieurs questions qui étaient évidemment du ressort de la raison humaine : ainsi l'on pouvait demander et l'on demandait en effet à quels signes on peut reconnaître qu'une révélation est réellement divine ; comment on peut s'assurer qu'une

(1) *De natura rerum,* chant IV.

proposition émane d'une source surnaturelle, etc. Or il est évident que toutes ces questions sont de la compétence de la philosophie. Aussi beaucoup d'anciens Pères de l'Église avaient étudié les philosophes grecs et s'efforcèrent de concilier, au moins en partie, la doctrine de ces philosophes avec les dogmes de la religion. De ce nombre furent saint Justin le martyr, saint Clément d'Alexandrie, saint Origène, saint Augustin. D'autres cependant, tels que Tertullien, Arnobe, Lactance, ne partageaient pas ce sentiment, et regardaient l'étude de la philosophie comme superflue et dangereuse.

De la scolastique. — Dans les siècles de barbarie et d'ignorance qui suivirent l'établissement de la religion chrétienne, au milieu des longues perturbations suscitées par les démembrements successifs de l'empire gréco-romain et l'établissement de nouveaux États, le goût des lettres et de la philosophie s'affaiblit considérablement ; les écrits des philosophes, ensevelis sous la poussière des bibliothèques, y restèrent ignorés, même de leurs possesseurs ; et, lorsque l'empereur Charlemagne institua ces nombreuses écoles qui devinrent plus tard des universités, les seuls débris de l'ancienne philosophie qu'on n'eût pas entièrement oubliés étaient la métaphysique et la logique d'Aristote. Durant ce laps indéfini de siècles qu'on appelle moyen âge, les ecclésiastiques, qui furent seuls dépositaires du trésor des connaissances humaines, se servirent d'abord de la dialectique péripatéticienne pour discourir sur les vérités morales et les dogmes de la religion. Ensuite ils se flattèrent d'arriver par la même voie, c'est-à-dire par la discussion et le raisonnement pur, à la découverte des lois naturelles, à la solution de tous les problèmes des sciences physiques.

Voici comment on avait coutume de procéder : on posait quelques axiomes ou principes universels de métaphysique, d'où l'on faisait découler, par une série d'arguments, l'explication de tous les phénomènes de la nature. Cette manière de philosopher fut appelée *scolastique*, du nom des écoles où elle avait pris naissance et où elle a été en usage jusqu'à ces derniers temps.

Il fallut bien des années, bien des luttes, bien des efforts, avant que l'esprit humain se dégageât des entraves de cette méthode vicieuse, qui avait encore tant de crédit à la fin du seizième siècle, que Ramus ou la Ramée, professeur à l'Université de Paris, fut en butte aux plus rudes persécutions pour avoir osé en faire la critique.

§ **IV.** — **Troisième période**.

RENAISSANCE DE LA PHILOSOPHIE. — Je n'essayerai pas de retracer, même succinctement, l'admirable concours de circonstances qui prépara l'affranchissement de la pensée : découvertes dans les sciences et dans les arts, restauration des monuments littéraires de l'antiquité, au moyen de l'imprimerie, soulèvement universel de l'opinion contre les abus de la puissance du clergé et de la féodalité, etc., etc., tout cela exigerait, pour être à peine esquissé, bien plus d'espace que je n'en ai à ma disposition. J'arrive donc, sans préambule, à la renaissance de la philosophie, qui résume en elle tous les progrès de l'esprit humain.

Dans la première moitié du dix-septième siècle, deux hommes, d'un caractère et d'un génie tout différents, partirent de points opposés, l'un de la sensation, l'autre de l'intuition mentale, pour refaire l'édifice entier de la science. Ils s'accordèrent toutefois en ceci, que chacun d'eux rejetait également le bagage de la méthode scolastique et se créait une méthode propre. Le premier, exercé à la pratique des affaires et au maniement des hommes, ayant rempli les plus hautes charges de l'État, substitua l'induction au syllogisme comme forme habituelle de raisonnement, et proclama la souveraineté de l'expérience comme criterium scientifique et comme moyen de découvertes. Le second, au contraire, fuyant le monde et les honneurs, ami de la solitude et de la méditation, esprit éminemment généralisateur, qui, tout jeune encore, s'était déjà acquis une grande renommée par ses découvertes en mathématiques, remplaça toutes les règles si compliquées de la dialectique péripatéticienne par une seule, n'admit pour caractéristique de la vérité que l'*évidence*. Le lecteur a déjà nommé dans sa pensée François Bacon et René Descartes, les deux restaurateurs de la philosophie aux temps modernes.

Du sensitisme. — Bacon place la source de toutes nos connaissances dans la faculté de sentir, de même qu'Aristote ; mais il soutient, contrairement à celui-ci, que les impressions sensitives font naître d'abord en nous des idées particulières, non des idées générales. Ainsi, tout en adoptant la base scientifique du philosophe de Stagyre, il se sépare immédiatement de lui pour suivre une route toute différente. Le chef des péripatéticiens avait voulu commencer la science par les notions les plus générales, les plus abstraites, nommées par lui, à cause de cela, principes ou éléments. Le philosophe anglais proteste, au contraire, de toutes ses forces contre cette marche ; il nous assure que notre esprit ne saurait s'élever tout d'un trait des idées individuelles provoquées par les sensations aux axiomes ou principes généraux. Il veut que l'on procède graduellement, et non par bonds, que l'on passe d'une idée particulière à une idée un peu générale ; de celle-ci à une autre plus générale; ainsi de suite, jusqu'aux axiomes universels, qui doivent être placés, dit-il, les derniers. Bacon insiste sur cette méthode avec obstination ; il la recommande itérativement; il en renouvelle l'exposition, sous des termes variés, dans plusieurs endroits de ses livres, de peur qu'on ne l'ait pas suffisamment comprise ou appréciée; il en exalte la valeur bien au-dessus de toutes les découvertes particulières.

La postérité a confirmé le jugement de Bacon sur l'excellence de sa méthode, qui a été adoptée et perfectionnée par des savants et des penseurs de premier ordre, et qui a contribué aux progrès de l'entendement humain, surtout dans les sciences physiques.

Jean Locke agrandit et déblaya la route sur laquelle le précédent n'avait fait que poser quelques jalons. Il montra par

quelle série d'actes notre esprit s'élève de la sensation, qui lui
fournit l'idée simple ou individuelle, aux idées complexes ou
composées ; comment on forme, par abstraction, des idées générales, des idées d'espèce, de genre, de classe. Il fit d'excellentes remarques sur la nature, la formation et les erreurs du
langage ; il réfuta la doctrine platonicienne des idées innées, et
ne voulut admettre, avec Aristote et Bacon, pour base de nos
connaissances, que les impressions sensitives. Il s'efforça de
démontrer empiriquement, c'est-à-dire par le témoignage des
sens, l'existence de Dieu, ses attributs, l'immatérialité de
l'âme, etc. ; en un mot, toutes les vérités de la religion et de la
morale naturelles.

Étienne Bonnot de Condillac a été en France le représentant extrême du sensitisme ; il fait dériver toutes les facultés
de l'âme et toutes ses déterminations de la faculté de sentir :
selon ce métaphysicien, l'attention n'est autre chose qu'une
sensation prolongée, qui efface toutes les autres pour quelque
temps ; la comparaison et le jugement consistent dans deux sensations qu'on éprouve simultanément, ou qu'on rapproche par
le souvenir comme si elles étaient simultanées ; ainsi de suite
pour les autres facultés intellectuelles.

Quant aux actes de la volonté, il les représente comme
provenant de la même origine. Ainsi les sensations, qui, en
tant que représentatives des objets, sont la source des idées,
deviennent la source de tous les actes de la volonté, en tant
qu'elles nous affectent agréablement ou désagréablement. De
là naissent, suivant cette théorie, nos désirs, nos craintes, nos
habitudes, nos passions, nos vices et nos vertus.

Personne ne contribua autant que Condillac à populariser
en France le goût des études philosophiques par la clarté et
l'enchaînement des idées. Mais ne détourna-t-il pas ces études
de leur véritable objet en faisant consister la suprême perfection des sciences dans la perfection même des signes ou du
langage ? N'est-il pas évident qu'il prend l'effet pour la cause
quand il attribue l'exactitude du raisonnement en mathématiques à l'exactitude de la langue algébrique ? Cette méprise

grave n'a pas peu contribué à perpétuer dans les écoles et parmi les sociétés savantes ces vaines disputes de mots qu'il avait lui-même tant blâmées.

Condillac voulut, ainsi que Locke, faire découler de la sensation les idées religieuses et morales ; mais d'autres philosophes en déduisirent avec non moins de succès la destruction de ces mêmes idées. Thomas Hobbes, David Hume, Charles Bonnet, Claude-Adrien Helvétius et autres, ont prouvé victorieusement que la théorie des sensations n'est pas défavorable au scepticisme, au matérialisme, à l'athéisme.

Du rationalisme. — Descartes s'aperçut de bonne heure que l'instruction qu'il avait reçue dans les écoles ou puisée dans les livres, sous le nom de philosophie, n'était qu'un échafaudage de mots, un art de discourir sans jugement, comme il le dit, sur des choses qu'on ignore. Son esprit, habitué aux recherches exactes des mathématiques, ne put se contenter d'une science aussi creuse ; en conséquence, il résolut de la reconstituer de fond en comble. A cet effet, il commença par faire table rase de tout ce qu'il avait appris, n'exceptant de son doute philosophique que les vérités pratiques, dont l'usage, dit-il, ne peut être suspendu.

Ensuite il pose, pour base de son édifice scientifique, ce fait incontestable pour tout homme qui réfléchit : *je pense*, c'est-à-dire j'ai la conscience de ma pensée ; d'où il tire immédiatement cette conclusion non moins incontestable : *donc j'existe*. — Ce qui revient à dire : il y a en moi une substance pensante que j'appelle âme ; substance essentiellement distincte de la matière ; substance enfin dont la réalité est plus claire, plus présente à mon esprit que celle de mon corps et de tous les objets extérieurs. Cette âme, dont l'essence consiste dans la pensée, trouve en soi l'idée innée d'un être ou d'un esprit absolu, illimité dans ses attributs, sur l'infaillibilité duquel repose la certitude de nos connaissances.

Tant que ce philosophe ne sort pas de la sphère des phénomènes psychiques, ses propositions s'enchaînent naturellement ; mais lorsqu'il veut passer dans la région des phénomènes matériels, il semble que la route lui en soit fermée ; il est obligé d'avoir recours à des hypothèses tout à fait arbitraires. Ainsi il suppose, en physique, que la matière n'est douée d'aucune activité, ce qui est contraire à toutes les observations. En physiologie, après avoir dit que l'âme est présente dans toutes les parties du corps, il lui assigne, pour siége spécial, la glande pinéale ; il met à sa disposition une foule d'esprits animaux, espèce de messagers intelligents, qui vont et viennent d'une éxtrémité de son empire organique à l'autre, soit pour porter ses ordres, soit pour l'avertir de ce qui s'y passe (1).

Malgré ses erreurs, Descartes influa puissamment sur les progrès de l'entendement humain ; il porta, comme on dit, le coup de grâce à la scolastique ; la clarté de ses conceptions, la hardiesse de ses hypothèses excitèrent les esprits à penser par eux-mêmes, à se dépouiller des préjugés de l'éducation classique. Un grand nombre de savants s'occupèrent de sa doctrine, soit pour la développer et la défendre, comme Nicole, Pascal, Spinoza, Malebranche et autres ; soit pour la combattre, comme Gassendi, Hobbes, etc.

Godefroi-Guillaume Leibnitz, un des génies les plus universels des temps modernes, essaya de mettre un terme aux disputes des diverses écoles philosophiques, en fondant toutes les doctrines en une seule, qui retiendrait ce qu'il y a de vrai dans chacune d'elles, et rejetterait ce qu'il y a de faux ou d'hypothétique. Il procéda à l'exécution de son vaste projet par la méthode spéculative de Descartes, dont il appelait la philosophie l'antichambre de la vérité ; tandis qu'il faisait très-peu de cas de la méthode empirique de Locke. De même que le philosophe français, il place en Dieu la base de toute réalité, de toute connaissance, de toute certitude. Il admet des idées innées, non comme présentes à la conscience dès la naissance, mais comme liées à notre constitution intellectuelle par un rapport nécessaire. Il n'accorde à la matière qu'une force d'inertie ou de résistance, et pour expliquer les forces actives

______

(1) *OEuvres philosophiques*, publiées par Ad. Garnier, tome , pages cxvii et cxviii.

dont les corps paraissent doués, il suppose que chacun d'eux n'est que l'évolution naturelle d'une *monade,* ou molécule simple, indivisible, impérissable, en quelque sorte spirituelle, qui est le moteur de tous les développements spontanés du corps tangible, la source de toutes ses propriétés actives, et qui reflète en miniature l'univers entier.

La philosophie de Leibnitz, pour être plus compréhensive que celle de Descartes, n'est pas moins hypothétique, comme on voit, ni moins éloignée des résultats de l'observation journalière.

Emmanuel Kant, avant de s'engager dans les recherches d'ontologie, voulut déterminer les lois et les limites de notre faculté de connaître ; afin d'éviter le principal écueil de la raison humaine, écueil qui réside dans le penchant presque irrésistible qui nous porte à vouloir sans cesse franchir les bornes que l'auteur de la nature a imposées à notre entendement. En conséquence, il s'appliqua avec une persévérance et une sagacité rares à discerner les connaissances *rationnelles* ou *à priori*, des connaissances *empiriques* ou *à posteriori*. Voici le résumé de sa doctrine à cet égard :

L'observation nous apprend, à la vérité, qu'une chose est de telle ou telle manière, mais elle ne nous apprend pas que cette chose ne puisse être autrement. Les jugements qu'elle nous donne ne sont jamais strictement universels ; ils n'ont qu'une généralité conditionnelle, ce qui veut dire qu'on n'a pas remarqué jusqu'ici d'exception à telle ou telle loi de la nature, comme dans cette proposition : Tous les corps sont pesants. — Au contraire, un jugement pensé dans une rigoureuse universalité, c'est-à-dire de telle sorte qu'aucune exception n'est possible, ne dérive point de l'expérience, mais est absolument valable *à priori ;* telles sont les propositions suivantes : Deux quantités égales à une troisième sont égales entre elles ; rien n'arrive sans cause. — Ainsi la nécessité et l'universalité sont la caractéristique de toute connaissance *rationnelle* ou *à priori ;* la contingence et la limitation forment le caractère essentiel de toute connaissance *empirique* ou *à posteriori*.

En précisant, mieux qu'on ne l'avait fait avant lui, la sphère et les conditions dans lesquelles s'exerce notre faculté de connaître, le sage de Kœnigsberg avait choisi le bon moyen pour modérer l'esprit dogmatique et spéculatif des philosophes. On lui reproche, il est vrai, de faire une trop large part à l'expérience et de méconnaître la réalité des concepts de la raison pure, de les réduire à un simple formalisme ou idéalisme ; mais, que ce reproche soit fondé ou non, il n'affaiblit en rien la certitude de la distinction qu'il a établie entre les connaissances *rationnelles* et les connaissances *empiriques*.

Fitche et Schelling, qui ont marché sur les traces de Kant dans la voie spéculative, paraissent avoir eu pour but principal de fonder l'ontologie sur une base inébranlable, en démontrant la réalité objective des concepts de l'entendement. Ont-ils réussi dans cette grande entreprise ? — C'est une question que je n'entreprendrai pas d'examiner ici ; car elle intéresse beaucoup plus la métaphysique et la morale que les sciences physiques dont la médecine fait partie. D'ailleurs la réponse à une telle question dépasse de beaucoup mon insuffisance : *Non nostrum tantum componere litem.*

Du sens commun et du sentiment considérés comme moyens de connaissance. — Ni les sensitistes exclusifs, ni les rationalistes purs n'ayant pu édifier un système entier de connaissances qui satisfît également l'observation et la raison, quelques philosophes se flattèrent d'avoir trouvé dans le sens commun ou le sentiment universel un guide plus sûr, un criterium infaillible de la vérité. L'Irlandais Hutcheson fut un des premiers qui émirent cette opinion ; mais elle dut son principal lustre et l'attention du monde savant aux travaux de plusieurs philosophes écossais à la tête desquels on a coutume de placer Thomas Reid ; ce qui a fait donner à la doctrine elle-même le nom d'*école écossaise.* Ces sages, voyant que les vérités les plus usuelles de la morale et de l'expérience étaient ébranlées par les spéculations de certains philosophes, et désirant les établir sur une base inattaquable, supposèrent l'homme doué d'un sens moral, sorte d'instinct spirituel, qui le porte naturellement à la vertu, aux bonnes actions, qui ne lui inspire que des jugements sains, quand il ne laisse pas étouffer cette voix intérieure par les préjugés et les mauvaises passions. D'après cette théorie, le sens commun de l'humanité, c'est-à-dire l'instinct considéré dans ses manifestations les plus générales, les plus irrésistibles, est un principe certain de connaissance, un criterium infaillible de la vérité. Parmi les écrivains qui, dans d'autres pays, ont contribué le plus à populariser cette doctrine, on doit nommer J. J. Rousseau en France, Henri Jacobi en Allemagne.

DE L'ÉCLECTISME. — Il y a eu dans tous les temps des éclectistes, c'est-à-dire des esprits sages qui, au lieu de chercher à se signaler par l'invention de quelque nouveau système, se sont contentés d'extraire de chacun des systèmes contemporains la portion de vérité qui y est contenue, et de coudre ensemble ces divers lambeaux, pour en composer un corps de doctrine qui représentât aussi exactement que possible la somme des acquisitions de l'entendement humain à une époque donnée. C'est ainsi qu'au commencement du seizième siècle, Fernel alliait avec beaucoup de sagacité la théorie de Platon sur les idées à celle d'Aristote ; c'est ainsi que, de nos jours, un professeur de l'Université de Paris a offert à ses auditeurs le résumé des opinions des philosophes modernes dans un travail de haute critique dont voici la substance condensée par lui-même :

« Le dix-huitième siècle, dit-il, nous a laissé en héritage trois grandes écoles qui durent encore aujourd'hui : l'école anglaise et française, dont Locke est le chef et dont Condillac est parmi nous le représentant le plus accrédité ; l'école écossaise, qui présente tant de noms illustres : Hutcheson, Smith, Reid et Dugald Stewart ; l'école allemande, ou plutôt l'école de Kant, car, de tous les philosophes d'au delà du Rhin, celui de Kœnigsberg est à peu près le seul qui appartienne à l'histoire.

« Mais ce n'est là qu'une énumération ethnographique des écoles du dix-huitième siècle. Il faut surtout les considérer dans leurs caractères analogues ou opposés. L'école anglo-française représente particulièrement l'*empirisme* ou le *sensualisme*, c'est-à-dire une importance à peu près exclusive attribuée, dans toutes les parties de la connaissance humaine, à l'expérience en général, et surtout à l'expérience sensible. L'école écossaise et l'école allemande représentent un *spiritualisme* plus ou moins développé. Enfin, il y a des philosophes, qui, repoussant la suprématie des sens et celle de la raison, cherchent dans le sentiment le vrai guide et la lumière de la vie intellectuelle et morale, par exemple, Rousseau en France, en Écosse Hutcheson et Smith, en Allemagne Jacobi.

« Telles sont les écoles philosophiques en présence desquelles est placé le dix-huitième siècle.

« Est-il une de ces écoles dans laquelle nous reconnaissions la vérité exclusivement à toute autre ? Nous sommes forcés d'avouer qu'aucune d'elles ne renferme à nos yeux la vérité tout entière. Nous sommes convaincus qu'une partie considérable de la connaissance échappe à la sensation, et nous pensons que le sentiment n'est une base ni assez ferme ni assez large pour porter la science humaine. Nous sommes donc plutôt les adversaires que les partisans de l'école de Locke et de Condillac, et de celle d'Hutcheson et de Jacobi.

« En général, dans l'histoire de la philosophie, nous sommes pour tous les systèmes qui sont eux-mêmes pour la raison : ainsi, dans l'antiquité, nous tenons pour Platon contre Aristote ; chez les modernes, pour Descartes contre Locke ; au dix-huitième siècle, pour Reid contre Hume, pour Kant contre Condillac à la fois et contre Jacobi. Mais, en même temps que nous reconnaissons la raison comme une puissance supérieure à la sensation et au sentiment, comme étant par excellence la faculté de connaître en tout genre, la faculté du vrai, la faculté du beau, la faculté du bien, nous sommes persuadés que la raison ne peut se développer sous des conditions qui lui sont étrangères, ni suffire au gouvernement de l'homme, sans le secours d'une autre puissance : cette puissance, qui n'est pas la raison et dont la raison ne peut se passer, c'est le sentiment ; ces conditions, sans lesquelles la raison ne peut se développer, ce sont des sens. On voit quelle est pour nous l'importance de la sensation et du sentiment ; comment, par conséquent, il nous est impossible de condamner absolument ni la philosophie de la sensation ni celle du sentiment (1). »

Je demande excuse au lecteur pour l'étendue de cette citation. Cependant je suis persuadé qu'après l'avoir lue il me saura gré de n'en avoir rien retranché : car elle lui offre dans un espace aussi restreint que possible, l'exposé à peu près complet de la doctrine philosophique qu'on nomme éclectisme.

DEUXIÈME PARTIE.

§ V. — Examen critique et dogmatique des divers systèmes de philosophie mentionnés ci-devant.

Le fragment que je viens de rapporter simplifie et abrégera singulièrement la seconde partie de cette lettre. L'appréciation qu'on y trouve des systèmes modernes de philosophie me semble parfaitement juste, et j'y donnerais mon plein assentiment si l'auteur faisait mieux connaître la nature et la destination spéciale de chacune des facultés de l'entendement qu'il représente comme un principe de connaissance, savoir : le *sens commun* ou le *sentiment*, la *sensation* et la *raison pure*.

De l'instinct, principe du sentiment et du sens commun. — Lorsqu'on réfléchit sur les manifestations de cette faculté que les philosophes de l'école écossaise nomment le *sens commun*, et que d'autres nomment le *sentiment*, on reconnaît aussitôt qu'elles n'ont pas d'autre source que l'*instinct*, c'est-à-dire cette lumière innée, cette aptitude naturelle pour certains actes, qui se développe spontanément chez les animaux, ainsi que chez l'homme, dès le premier instant de leur naissance ou à des périodes déterminées de leur existence. L'instinct suffit aux besoins les plus communs de la vie ; il est le principe des

____

(1) M. Cousin. — *Cours de l'histoire de la philosophie moderne,* édition de 1846, tome II, page 366.

sentiments les plus naturels ; il nous guide avant que l'expérience et la raison ne soient formées ; il nous fournit quelquefois des inspirations plus promptes et plus sûres que les enseignements de l'expérience et de la raison. Il n'est susceptible ni de mémoire ni d'éducation, au dire des physiologistes, et ne saurait par conséquent être rangé au nombre des facultés philosophiques, c'est-à-dire perfectibles.

« L'opposition la plus complète, dit M. Flourens, interprète de Frédéric Cuvier, sépare l'instinct de l'intelligence. Tout dans l'instinct est aveugle, nécessaire, invariable ; tout dans l'intelligence est électif, conditionnel et modifiable. Le castor qui se bâtit une cabane, l'oiseau qui se construit un nid, n'agissent que par instinct. Le chien, le cheval, qui apprennent jusqu'à la signification de plusieurs de nos mots, et qui nous obéissent, font cela par intelligence. Tout dans l'instinct est inné : le castor bâtit sans l'avoir appris ; tout y est fatal : le castor bâtit maîtrisé par une force constamment irrésistible. Tout dans l'intelligence résulte de l'expérience et de l'observation : le chien n'obéit que parce qu'il l'a appris ; tout y est libre : le chien n'obéit que parce qu'il le veut. Il y a donc dans les animaux deux forces distinctes et primitives, l'*instinct* et l'*intelligence* (1). »

DE LA SENSATION, PRINCIPE DE L'EXPÉRIENCE. — Nous avons vu comment Aristote faisait dériver l'expérience de la sensation. Il pensait que les premières idées que les sens éveillent en nous sont des idées très-générales. Nous avons vu ensuite comment Bacon, Locke et les autres sensitistes modernes avaient réfuté cette opinion et montré la véritable gradation des idées sensibles, le développement réel de la méthode expérimentale ou empirique.

Mais, lorsque ceux-ci prétendirent s'élever par cette voie à la connaissance des choses supra-sensibles ; lorsqu'ils voulurent établir sur cette base la démonstration des vérités universelles

---

(1) *De l'instinct et de l'intelligence des animaux.* Résumé des observations de Frédéric Cuvier sur ce sujet, par M. Flourens, deuxième édition, page 46.

et nécessaires, l'existence d'une religion et d'une morale naturelles, ils ne purent rien édifier de solide. Leurs preuves,
leurs arguments, s'évanouirent au flambeau d'une argumentation rigoureuse, comme la vapeur et la fumée se dissipent
aux rayons du soleil. En voulant fonder la morale sur les idées
sensibles exclusivement, ils l'ébranlèrent, ils ouvrirent, à
leur insu, la porte au scepticisme, au matérialisme, à
l'athéisme.

Le domaine des connaissances qui dérivent de la sensation
est assez vaste, sans qu'on s'efforce de l'étendre au delà de ses
limites naturelles ; car il embrasse toutes les sciences qui
s'occupent des lois de la matière, soit brute, soit organisée ;
il comprend la physique proprement dite, l'histoire naturelle,
la chimie, la médecine, etc. ; tous les arts et métiers sont dans
sa dépendance. Voilà les connaissances dont la faculté de sentir est le principe, qui s'accroissent par l'observation ou l'expérience, et doivent être cultivées par la méthode empirique.

De la réflexion ou de la conscience, principe de la raison
pure. — L'esprit humain possède la faculté de s'isoler de
toute sensation extérieure, de se replier sur soi-même, de se
contempler dans ses fonctions. Cette faculté, qu'on nomme
réflexion ou *conscience*, est la source des connaissances les
plus sublimes : c'est par elle que l'homme s'élève aux idées de
l'absolu, du nécessaire, de l'universel, de l'infini, du bien et
du mal moral, en un mot, à toutes les notions qui constituent le
domaine exclusif de la *raison pure*. Les sciences qui en dérivent directement sont la logique, la métaphysique et la morale.
Cette faculté seule met une distance incommensurable entre
l'espèce humaine et les espèces animales les plus voisines de
l'homme, au dire des physiologistes les plus compétents :

« Les animaux, disent Frédéric Cuvier et M. Flourens,
reçoivent par leurs sens des impressions semblables à celles
que nous recevons par les nôtres ; ils conservent, comme
nous, la trace de ces impressions ; ces impressions conservées
forment, pour eux, comme pour nous, des associations nombreuses et variées ; ils les combinent, ils en tirent des rapports,

ils en déduisent des jugements ; ils ont donc de l'intelligence.

« Mais toute leur intelligence se réduit là. Cette intelligence qu'ils ont ne se considère pas elle-même, ne se voit pas, ne se connaît pas. Ils n'ont donc pas la *réflexion*, cette faculté suprême qu'a l'esprit de l'homme de se replier sur soi-même et d'étudier l'esprit.

« La réflexion, ainsi définie, est donc la limite qui sépare l'intelligence de l'homme de celle des animaux… L'homme est le seul de tous les êtres créés à qui ce pouvoir ait été donné de sentir qu'il sent, de connaître qu'il connaît et de penser qu'il pense (1). »

Les philosophes qui ont voulu aborder le monde matériel, par la voie spéculative ou de la raison pure, sans le secours de l'expérience, tels que Platon, Descartes, Malebranche, Leibnitz et autres, n'ont abouti qu'à créer un monde fantastique, imaginaire, sur le modèle de leurs idées supra-sensibles. Tantôt ils ont refusé à la matière toute espèce de force ou d'activité; tantôt ils l'ont dépouillée de l'existence même; ils ont poussé l'aveuglement jusqu'à nier la réalité des corps; en un mot, ils n'ont rien trouvé de raisonnable concernant les choses qui tombent sous les sens. En revanche, ils ont été sublimes, admirables, en parlant des choses supra-sensibles; ils ont développé avec une logique supérieure les idées les plus saines touchant la religion et la morale.

Dogmatisme éclectique. — Nous voyons par ce qui précède que certains philosophes se sont égarés, pour avoir voulu s'élever des idées sensibles aux notions pures de l'entendement; et d'autres, pour avoir voulu déduire les lois et les propriétés de la matière des perceptions pures de l'intelligence. Rationalistes et sensitistes ont tous commis la même faute; tous ont interrogé une faculté de l'âme sur des objets avec lesquels cette faculté n'est point en rapport. Est-il étonnant, d'après cela, qu'ils soient tombés les uns et les autres dans

---

(1) Flourens, *De l'instinct et de l'intelligence des animaux*, 3ᵉ édit., Paris, 1851, pages 49 et 50.

des erreurs palpables, dans des erreurs qui choquent le sens commun ?

Ne pourrait-on pas se représenter la sensation et la réflexion comme deux fenêtres, dont l'une s'ouvre sur le monde matériel ou sensible, et l'autre sur le monde immatériel ou suprasensible. Tant que notre esprit s'obstine à ne regarder que par une seule de ces ouvertures, il n'aperçoit nécessairement qu'un seul monde ; il n'acquiert qu'un seul ordre d'idées ; et il est porté naturellement à révoquer en doute la réalité de l'autre monde, à nier l'existence de l'autre ordre d'idées. La sagesse consiste donc, lorsqu'on veut faire des découvertes dans une science, à examiner sans prévention quel ordre d'idées cette science développe, afin de faire choix de la méthode qui y est le mieux appropriée.

Par un privilége unique, les mathématiques tiennent aux deux grands ordres d'idées qui partagent le royaume intellectuel de l'homme. Elles réalisent, en quelque sorte, l'union de l'esprit et de la matière ; c'est pourquoi on peut les aborder indifféremment par la voie spéculative et par l'observation sensible. Le mathématicien peut, à son gré, matérialiser ses conceptions abstraites, à l'aide de signes, ou idéaliser ses résultats sensibles et généraliser ses observations particulières au moyen de formules. Voilà pourquoi les propositions mathématiques ont un caractère de certitude qu'on ne retrouve dans aucune autre science ; voilà pourquoi elles s'imposent à notre conviction irrésistiblement. S'emparant de notre intelligence par la voie de la spéculation et de l'expérience, elles ne laissent aucune porte ouverte au doute, à l'incertitude.

§ **VI**. — **Classement de la médecine dans un système général des connaissances humaines.**

D'après ce qui précède, rien n'est plus facile que de déterminer à quel ordre d'idées appartient la science médicale, et quelle méthode est le mieux appropriée à son avancement. Personne, je présume, ne sera tenté de la mettre au nombre des sciences purement rationnelles, à côté de la métaphysique ;

mais tout le monde s'accordera à la ranger parmi les sciences qui traitent d'objets sensibles, à côté de la physique, de la chimie, etc. Or la méthode qui réussit le mieux dans cet ordre de connaissances, celle que les grands observateurs de tous les temps ont suivie, c'est, de l'aveu de tout le monde et d'après tous les témoignages de l'histoire, la méthode appelée indifféremment expérimentale ou empirique par les philosophes modernes; méthode qui consiste, ainsi que nous l'avons déjà dit, à abstraire par la pensée ce qu'il y a de commun dans les faits particuliers fournis par l'observation, pour en former d'abord des généralités peu étendues, et s'élever ensuite, par gradation, à d'autres généralités de plus en plus vastes, de plus en plus abstraites.

Quant à la méthode contraire, c'est-à-dire celle qui procède du général au particulier, de l'axiome aux conséquences, elle peut trouver son application dans l'enseignement de la médecine, et toutes les fois qu'il s'agit non de découvertes à faire, mais de l'exposition pure et simple de connaissances acquises.

DE L'HYPOTHÈSE. — Nous avons admis l'hypothèse, en physiologie et en pathologie, comme moyen de rattacher entre eux et de coordonner des phénomènes qui, sans ce lien artificiel, resteraient isolés les uns des autres, n'auraient aucun rapport perceptible aux sens ni à la raison, et par suite échapperaient trop facilement à la mémoire. Mais nous avons ajouté, et nous ne saurions trop le répéter, que l'hypothèse physio-pathologique ne doit jamais servir de base au traitement. Elle peut, tout au plus, être tolérée comme motif provisoire d'essai thérapeutique, avant que l'expérience ait parlé; encore même n'est-elle pas sans danger, quoique bornée à cet usage transitoire; et il vaut mieux expérimenter sans aucune idée préconçue. Ainsi comprise, l'hypothèse rentre dans l'analogisme des anciens empiristes; mais, à aucun titre, elle ne doit se rencontrer dans une partie quelconque de la thérapeutique constituée à l'état de science.

On m'a reproché de rabaisser la pratique médicale en la

réduisant à un pur empirisme : les honorables confrères qui m'ont fait cette objection se trompent eux-mêmes en ce qu'ils attachent au mot *empirisme* un sens trivial et abusif, qui n'est point celui de la langue philosophique. Devais-je, par respect pour un préjugé vulgaire, m'abstenir d'une expression exacte et consacrée, et la remplacer par quelqu'une de ces épithètes banales dont tant d'écrivains en médecine habillent leurs théories? — Je ne l'ai pas cru ; je pense avoir fait assez de concession à ce préjugé, en ajoutant au mot empirisme l'épithète *méthodique*, pour le différencier de l'empirisme ignorant et aveugle avec lequel des lecteurs inattentifs auraient pu le confondre.

§ **VII**. — **De la certitude en médecine.**

Les philosophes distinguent deux espèces de certitude : la certitude métaphysique et la certitude empirique ou expérimentale. La première n'admet pas même la possibilité d'une exception ; ainsi les propositions suivantes ont une certitude métaphysique : *deux quantités égales à une troisième sont égales entre elles ; la ligne droite est le plus court chemin d'un point à un autre ; rien n'arrive sans une cause.* La certitude empirique a lieu toutes les fois que les termes d'une proposition expriment une idée à laquelle il n'existe pas d'exception connue. Ainsi, *tous les corps sont pesants; la terre tourne incessamment autour du soleil*, sont des propositions qui offrent une certitude empirique.

On voit, par ces exemples, que le mot certitude, pris dans son acception rigoureuse, philosophique, n'admet point de degrés. Une chose est certaine ou elle ne l'est pas, voilà tout ; mais on ne peut pas dire qu'elle soit plus ou moins certaine, peu certaine, ou très-certaine. Au contraire, dans le langage usuel, le mot certitude, étant synonyme de probabilité, admet une foule de degrés, de nuances. C'est dans ce dernier sens qu'on s'enquiert du degré de certitude en médecine; c'est dans cette acception que nous l'entendons ici.

Cabanis, qui sentait combien il est nécessaire, pour le succès de la pratique médicale, que le médecin et le malade aient une foi raisonnée dans l'efficacité de l'art, afin que le premier embrasse l'étude et l'exercice de sa profession avec ce zèle consciencieux qui peut seul lui en faire surmonter les difficultés, et que le second exécute les prescriptions de la science avec cette soumission confiante et cette exactitude qui en assurent le plus souvent la réussite ; Cabanis, dis-je, a consacré un long mémoire à discuter la question de la *certitude en médecine* ; et Broussais, marchant sur ses traces, a traité le même sujet, à peu près de la même manière. Le plan adopté par ces auteurs nous mènerait trop loin ; je suis obligé de me restreindre dans des limites beaucoup plus étroites ; mais j'espère arriver aussi sûrement au même but par une voie bien plus courte, en n'envisageant que le côté pratique de la question.

En quoi importe-t-il au médecin et au malade de connaître le degré de certitude de la médecine ? N'est-ce pas afin de s'assurer s'il ne vaudrait pas mieux abandonner les maladies aux seules ressources de la nature que de les traiter conformément aux règles de l'art ? — Tout le monde conviendra que c'est là l'unique côté utile de cette discussion, et les écrivains qui l'ont agitée ne l'ont pas envisagée sous d'autres rapports, soit qu'ils aient conclu en faveur de la science, soit qu'ils aient conclu à son désavantage.

Réduite à ces termes, la question de la certitude de la médecine me semble facile à résoudre : en effet, si je consulte l'histoire, je trouve qu'aucun peuple, civilisé ou sauvage, ne s'est jamais passé d'une médecine quelconque, savante ou grossière, naturelle ou superstitieuse. Si j'interroge le sens commun et le sentiment intime, je vois qu'il est impossible à l'homme qui souffre de se tenir dans une quiétude absolue, une inaction complète, ainsi que le conseillent certains philosophes très-stoïques en paroles. Les sceptiques les plus obstinés, les détracteurs les plus violents de l'art de guérir, s'ils se luxent un bras, s'ils se cassent une jambe, n'hésiteront pas à réclamer l'assistance du chirurgien ou même du rebouteur. Quel est l'homme qui, voyant un enfant atteint de convulsions ou un vieillard tombé en paralysie, n'appelle pas le médecin ? Est-ce que Montaigne et J. J. Rousseau, ces deux amants du paradoxe, qui furent tous les deux affectés de la gravelle, se privaient des secours de la chirurgie lorsqu'ils ne pouvaient pas uriner ?

1ʳᵉ *Objection*. — Mais, répliquent les esprits forts et incrédules à l'endroit de la médecine, s'il y a des cas où l'intervention des hommes de l'art est indispensable et vraiment efficace, dans combien d'autres cas cette intervention n'est-elle pas plus nuisible qu'utile ? Comment établir la balance définitive du bien et du mal qui en résultent ?

Réponse. — Puisque vous êtes forcés d'admettre que l'intervention de l'art est quelquefois utile et nécessaire, qui est-ce qui jugera pertinemment de l'opportunité et de la non-opportunité de cette intervention ? Est-ce l'homme qui est le mieux au courant des ressources de l'art, ou celui qui les ignore complétement ? Appellerez-vous un maçon pour décider si une luxation est réductible, si une fracture du crâne nécessite l'emploi du trépan ? Demanderez-vous à un ingénieur s'il convient de saigner un malade atteint de suffocation imminente, ou s'il vaut mieux le faire vomir, ou s'il faut se contenter d'un pédiluve irritant ? Vous le voyez, la question d'opportunité ou d'inopportunité des secours de la médecine ne peut être convenablement résolue que par celui qui possède la science médicale.

2ᵉ *Objection*. — On insiste, et l'on dit : Si, à la rigueur, l'homme de l'art est plus apte que personne à juger les cas où la science doit intervenir, il a souvent un intérêt opposé à celui du malade, et l'on peut craindre au moins que, dans cette conjoncture, son zèle ne soit un peu attiédi.

Réponse. — On ne peut nier que, dans l'état actuel de la société, l'intérêt du médecin ne soit souvent en opposition avec celui du malade, surtout quand celui-ci est un client riche. Mais ce n'est plus ici une question de science ; c'est une question d'organisation sociale et de probité ; c'est au législateur à chercher le moyen de mettre d'accord ces deux intérêts actuellement opposés ; à faire en sorte qu'ils concourent tous les deux au même but, la prompte guérison du malade. En attendant, le parti le plus sage, pour les particuliers, consiste à faire choix d'un médecin honnête autant qu'habile ; à s'enquérir de la moralité de l'homme à qui ils confient le soin de leur santé et de leur vie, avec autant de sollicitude qu'ils s'enquièrent de la moralité du notaire ou de l'avocat à qui ils commettent la garde de leur fortune. Ils ne doivent pas balancer, dans l'occasion, à préférer un praticien de science médiocre et de haute probité à un praticien de haute renommée scientifique et de moralité suspecte : car, s'il se présente un cas difficile ou douteux, le premier n'hésitera pas à s'adjoindre un confrère plus habile que lui, et le client aura ainsi à son service la probité dirigée par la science. Heureux le malade qui rencontre ces deux qualités unies chez le même sujet ; il n'a rien de mieux à faire alors qu'à s'abandonner avec confiance aux conseils d'un tel directeur ; il a mis sa vie et sa santé dans les chances les plus favorables, autant que le permet la sagesse bornée de l'homme !

P. S. DE LA 2ᵉ ÉDITION, ADRESSÉ A M. A. LATOUR, RÉDACTEUR EN CHEF DE L'*UNION MÉDICALE.*

Vous vous rappelez, très-honoré confrère, le débat qui s'est élevé, il y a six ans, au sein de l'Académie impériale de médecine, entre les organiciens et les vitalistes (1) ; vous avez admiré, comme moi, la fécondité, l'éloquence des orateurs. Eh bien, je vous le demande : Qu'est-il sorti de ce tournoi oratoire? quelle lumière a-t-il jeté sur la question de l'organo-dynamisme ou du monodynamisme, ou du bidynamisme humain ? — Aucune, aucune : vous l'avez constaté vous-même, et vous l'avez déploré.

(1) *Bulletin de l'Académie impériale de médecine.* Paris, 1855, tome XX, pages 478 et suiv.

Vous avez fait plus encore : vous avez essayé, à l'envi de vos confrères en journalisme, de suppléer à l'insuffisance, j'ai presque dit à l'inanité des harangues académiques. Qu'est-il advenu de ce concours d'intelligences ? A-t-il fait faire un pas à la solution du grand problème ? Parmi ceux qui ont pris part à ce débat dans l'Académie ou dans la presse, y en a-t-il un seul qui puisse se vanter d'avoir gagné à son opinion quelqu'un de ses auditeurs ou de ses lecteurs ? Vous-même, à bout d'arguments, et voulant mettre fin à une discussion inépuisable, vous avez arboré en tacticien habile le drapeau du vitalisme *tolérant*, ce qui signifie vitalisme *indifférent*, ou ne signifie rien.

Vous avez eu raison, cher confrère, plus raison que vous ne croyez peut-être, ou du moins que vous n'avez osé le dire. Moi, qui ne suis pas tenu par position aux mêmes ménagements que vous, j'ai osé dire, et je soutiens, que l'indifférence sur le dogme suprême de la physiologie est très-sage au point de vue de la pratique médicale ; attendu que ce dogme ne peut et ne doit avoir aucune influence sur la pratique.

Aux preuves nombreuses et irréfragables que j'en ai données dans le cours de ces lettres, je ne veux ajouter qu'un petit exemple, dans le but, non de corroborer mes preuves, mais de les faire mieux saisir. — Supposons qu'il vous soit survenu au nez une excroissance quelconque et que vous vous décidiez soit pour l'excision, soit pour la cautérisation, soit pour l'expectation, ou un autre moyen quelconque. Sera-ce en vertu de la théorie organo-dynamique, ou monodynamique ou bidynamique que vous agirez ? — Non, évidemment non : ce sera en vertu de la connaissance que vous aurez de la conduite qui a le mieux réussi dans un cas analogue au vôtre ; et cette connaissance, vous l'aurez acquise par votre observation propre ou celle d'autrui.

Qu'un homme atteint d'une fièvre intermittente aille consulter un médecin, celui-ci n'hésitera pas à lui conseiller l'usage du sulfate de quinine, qu'il soit partisan de l'organicisme, ou du mono ou du bidynamisme, ce qui prouve que ces dogmes physiologiques sont indifférents au traitement des maladies.

Je dirais volontiers aux physiologistes et aux pathologistes : Observez les mouvements, étudiez les fonctions de l'organisme, tâchez d'en découvrir les lois, sans vous inquiéter si la force qui les produit est inhérente à la matière organisée, ou distincte d'elle ; de même que les astronomes observent les mouvements des astres, en étudient les lois, sans discuter sur la nature de la force qui les régit, sans rechercher si cette force est liée nécessairement aux masses qu'elle meut, ou si elle leur est surajoutée.

DIXIÈME LETTRE.

LES DOCTRINES DEVANT L'ACADÉMIE IMPÉRIALE DE MÉDECINE (1).

Depuis que la voix du grand agitateur du Val-de-Grâce avait cessé de passionner les esprits de la jeunesse studieuse, les questions de doctrine médicale semblaient délaissées, ou

(1) Dans la discussion qui eut lieu à l'Académie, en 1855, et qui n'aboutit à aucun résultat, comme l'indique le *post-scriptum* précédent, les vitalistes et les organiciens furent seuls représentés; aucune voix ne s'éleva pour réclamer en faveur de l'empirisme rationnel la suprême direction de la pratique médicale. Il était donc intéressant de sonder l'opinion de la docte compagnie au sujet de cette dernière doctrine. A cette fin, je lui adressai, le 31 mai 1859, un mémoire où, après avoir établi que ni la conception du vitalisme, ni celle de l'organicisme, n'étaient capables de fournir un principe général de thérapeutique, je démontrais que l'empirisme rationnel est en possession de ce principe, ainsi que des méthodes curatives qui en découlent rationnellement.

Avant de raconter l'accueil que reçut mon mémoire, j'ai cru nécessaire de le reproduire ici, parce qu'il renferme, sous une forme condensée, la doctrine qui est disséminée dans les lettres précédentes, et que, si l'on y rencontre quelques répétitions inévitables, on y trouve aussi bon nombre de considérations nouvelles.

du moins n'excitaient qu'un intérêt superficiel et passager dans les hautes régions de la science. Cependant on a pu s'apercevoir, lors de la discussion qui s'éleva entre les vitalistes et les organiciens, à l'occasion d'un mémoire de M. Piorry sur le traitement de la variole (1), que le public, loin d'être indifférent à ces sortes de questions, y portait, au contraire, le plus vif intérêt.

C'est qu'il faut au praticien une foi médicale ; c'est que le doute permanent n'est pas un état supportable pour l'homme consciencieux, obligé de prendre à chaque instant des décisions d'une extrême gravité; c'est qu'on a beau vouloir écarter les discussions de principe, elles se représentent sans cesse ; elles renaissent à tous propos, elles nous assiégent; nous ne pouvons les éviter : ne vaut-il pas mieux les aborder une fois de front que de les effleurer continuellement sans rien résoudre ?

S'il existe un principe ou axiome de thérapeutique tellement évident que personne ne lui refuse son adhésion, tellement simple qu'il soit à la portée des intelligences les moins cultivées, tellement extensible qu'il embrasse toutes les opérations de la médecine, dans tous les temps et dans tous les lieux; et si l'on peut rattacher à ce principe toutes les branches de l'encyclopédie médicale par un enchaînement logique ; nul doute, que sur un tel fondement on ne puisse élever d'une manière rigoureusement rationnelle l'édifice entier de la science médicale.

C'est à la recherche et au développement d'un principe réunissant tous ces caractères, que cette lettre est consacrée.

ART. I. — RECHERCHE D'UN PRINCIPE UNIVERSEL DE THÉRAPEUTIQUE.

La pathologie étant celle des branches de l'encyclopédie médicale à laquelle on a demandé le plus souvent un principe fondamental, une règle universelle de thérapeutique, voyons

(1) *Bulletin de l'Académie de médecine*, 1855, tome XX, page 478.

un peu ce qu'on en a déduit jusqu'ici et ce qu'on pourrait en déduire encore.

Deux doctrines principales se disputent aujourd'hui l'honneur d'établir sur cette base une règle générale de traitement : l'une prend le nom de *vitalisme*, l'autre celui d'*organicisme*. Nous allons les examiner successivement.

§ I. — Du vitalisme.

Le vitalisme de nos jours se partage en deux sectes :

La *première* admet dans l'homme un principe unique, source de tous les phénomènes de la vie, tant de ceux de l'ordre intellectuel et moral, que de ceux de l'ordre physique; on l'appelle secte *animique* ou *mono-dynamique*.

La *seconde* admet dans l'homme deux forces primitives : l'une présidant aux fonctions de l'ordre physique sous le nom de *principe vital* ; l'autre chargée des fonctions intellectuelles et morales, sous le nom d'*âme* ; on l'appelle secte *duo-dynamique*.

Mais, quoique séparées au point initial ou mieux culminant de la physiologie, ces deux sectes se confondent dans les champs de la pathologie et de la thérapeutique. Pour s'en convaincre, il ne faut que comparer les définitions qu'elles donnent l'une et l'autre, de la maladie, et le rôle qu'elles attribuent au médecin.

Formule pathologique du mono-dynamisme.—«L'homme vit, et c'est comme être vivant qu'il est sujet de la médecine.

« Dans la maladie, c'est l'organisme vivant qui est affecté et qui réagit suivant la loi de sa nature.

« Toute affection de l'organisme vivant provoque donc nécessairement une réaction, et alors seulement il y a maladie : affection et réaction sont deux termes inséparables, comme cause et effet, pour constituer la maladie; mais la réaction seule la caractérise.

Formule thérapeutique du mono-dynamisme. — « Les maladies guérissent d'elles-mêmes, ou, comme on le dit avec un grand sens, par les seules forces de la nature, c'est-à-dire par l'effet d'une bonne et salutaire réaction. Le médecin, en pareil cas, s'il est instruit et probe, reste spectateur et témoin de la lutte.

« D'autres fois la réaction est insuffisante ou excessive, ou bien encore elle est inefficace par diverses causes, qui peuvent dépendre soit du malade lui-même, soit des circonstances extérieures. La médecine intervient alors pour éloigner les circonstances nuisibles, pour en susciter de favorables, pour modifier l'organisme autant qu'elle le peut, pour aider enfin la nature, qui opère la guérison ; et le médecin n'est jamais que son ministre. *Natura morborum medicatrix... medicus naturæ minister et interpres.* Lorsque la nature est inerte ou qu'elle répugne, suivant l'expression d'Hippocrate, l'art est impuissant (1).

Formule pathologique du duo-dynamisme. — « Dans une classe de doctrines pathologiques, la conception de la maladie repose essentiellement sur l'idée d'une réaction de la vie, de la force ou des forces qui la représentent, contre l'action des causes morbifiques.

« Cette conception implique, comme expression de la réaction vitale, un développement de phénomènes déterminés par leur nature, leur siége et leur durée, avec tendance vers un but, la suppression de la cause morbifique et de ses effets ; elle suppose la surbordination de ces phénomènes ou symptômes de la maladie, qui comprennent les altérations fonctionnelles et les altérations organiques, à l'action de la cause et à la réaction de la vie.

« C'est cette conception qui caractérise en pathologie le vitalisme. Elle a été formulée pour la première fois dans le naturisme hippocratique, et c'est en ce sens que toutes les doctrines dynamiques et vitalistes qui l'ont admise pour point de départ, se sont à bon droit qualifiées de doctrines hippocratiques.

Formule thérapeutique. — « D'après leur conception fon-

(1) Cayol, *Revue médicale*, janv. 1845.

damentale de la maladie, les doctrines vitalistes attribuent à l'organisme lui-même, en tant que doué de vie, sous le nom de nature ou de forces vitales, une part essentielle et principale dans la guérison des maladies.

« Elles admettent que la réaction de la vie qui donne naissance au développement morbide, a pour tendance la suppression de la cause morbifique et de ses effets.

« De là, cette conception de la force médicatrice de la nature, dont le rôle est à leurs yeux si important dans les maladies qu'il ne laisse généralement au médecin que le rôle secondaire d'interprète et d'auxiliaire.

« Ainsi, tout en ne négligeant pas l'indication, commune à toutes les doctrines, de chercher à supprimer ou à neutraliser, autant que possible, la cause ou les causes morbifiques, les doctrines vitalistes repoussent, comme téméraire et impuissante, la prétention de mettre obstacle au développement morbide, une fois qu'il est établi, et ils empruntent les indications thérapeutiques principales à la convenance, aux efforts médicamenteux de la nature, en favorisant, soit la marche régulière du développement morbide, dans sa tendance générale vers la guérison, soit la direction des mouvements vitaux qui produisent les phénomènes appelés critiques, et en n'intervenant très-activement que pour remédier aux accidents et aux complications (1). »

Ces deux manières de concevoir la maladie et sa guérison, ainsi que le rôle du médecin, étant identiques au fond, nous les confondrons désormais en les désignant sous le titre de *vitalisme hippocratique* ou de *néo-hippocratisme*, pour les distinguer du vitalisme organique dont il sera parlé plus loin, et de l'hippocratisme ancien, qui est un mélange de vitalisme et d'humorisme.

Cela posé, j'affirme que, pour quiconque a observé sans prévention un bon nombre de maladies, la conception patholo-

____

(1) Discours de M. Parchappe (*Bulletin de l'Académie de médecine*), séance du 3 avril 1855, tome XX, page 753.

gique de l'hippocratisme moderne est, je ne dirai pas fausse, mais incomplète, insuffisante ; en effet, si certaines maladies, telles que la variole, la scarlatine, la rougeole et quelques autres affections fébriles offrent l'image d'une réaction de l'économie avec tendance à l'expulsion d'une cause ou d'une matière morbigène, combien n'y en a-t-il pas d'autres, en bien plus grand nombre, dans lesquelles la nature ne manifeste aucune tendance avantageuse ?

On a cité avec raison, parmi ces dernières, les fractures, les luxations, les anévrismes, affections dans lesquelles la réaction vitale, abandonnée à elle-même, tend plutôt à aggraver la lésion physique qu'à la guérir. On peut citer encore les fièvres intermittentes, dans lesquelles la répétition des accès ne fait qu'enraciner le mal, et provoquer des désorganisations incurables. Enfin, les maladies nerveuses et toutes les affections chroniques non accompagnées de fièvre, ne manifestent généralement aucune tendance curative.

Ainsi le néo-hippocratisme, en faisant entrer dans sa conception pathologique l'idée d'une réaction vitale avec tendance vers le but de guérison, généralise une observation qui n'est vraie, qui n'est patente que dans un petit nombre de cas. Cette conception dérive évidemment de la théorie humorale de l'ancien hippocratisme, qui représentait la maladie comme une résultante des efforts que la nature vivante ou son principe actif était censé faire pour expulser l'humeur peccante ou morbigène.

Sous le rapport thérapeutique, la formule du néo-hippocratisme n'est pas moins incomplète, insuffisante. En effet, quand on est bien persuadé que la nature ou la force vitale opère seule habituellement la guérison des maladies ; qu'elle a dans tous les cas une tendance médicatrice ; on doit appréhender souverainement de troubler cette tendance ; on doit craindre sans cesse de contrecarrer le travail intime de la nature par une médication intempestive. N'est-ce pas réduire le rôle du médecin, comme le disait malicieusement Asclépiade, à une pure méditation sur la mort ?

Pour échapper à cette conclusion qui découle trop clairement du dogme de la nature médicatrice, que font les hippocratistes? Ils donnent à ce dogme une signification tellement
restreinte qu'ils l'annulent en quelque sorte : ainsi, après
avoir exalté outre mesure les vues médicatrices de la nature,
ils nous avertissent de son insuffisance fréquente, de son exagération, de ses erreurs possibles ; d'où ils déduisent la nécessité de surveiller ses opérations ; de venir à son aide, de la
modérer, de l'exciter, de la diriger, selon le besoin.

Voici un exemple de ces contradictions donné par un homme
dont personne ne conteste la perspicacité, ni le sens pratique.
« La plupart des maladies, dit Chomel, sont susceptibles de
guérir sans traitement actif, par la seule action de la nature :
de là, la réputation usurpée d'une infinité de remèdes sans
efficacité et d'une foule de médicastres sans aucune instruction. Aucune maladie ne peut guérir par les seuls secours de
l'art : de là, l'impuissance de la médecine contre un trop grand
nombre de maux qui affligent l'humanité. »

Après cet éloge de l'autocratie de la nature et cet humble
aveu de l'impuissance de l'art, notre auteur ajoute, dans l'alinéa suivant : « On ne supposera pas que nous ayons la pensée de diminuer la part des moyens thérapeutiques dans la
guérison des maladies : nous avons, au contraire, la conviction que, par l'omission d'un traitement convenable, et à plus
forte raison sous l'influence de remèdes contraires, certaines
affections, même légères, pourraient devenir incurables et
mortelles ; que la plupart des maladies se termineraient par la
mort ; que plusieurs autres, parmi lesquelles on doit ranger
certaines formes de la syphilis, ne guériraient point, du moins
dans notre climat. Nous voulons dire seulement que nos
moyens thérapeutiques n'ont point une action directe contre
la maladie ; qu'ils n'agissent qu'en déterminant dans l'économie des modifications en vertu desquelles s'opère le changement favorable qui prépare et achève la guérison (1). »

____

(1) Chomel, *Éléments de pathologie générale*, 4ᵉ édition, page 565.

Je n'ai pas besoin d'insister sur la contradiction manifeste
qui existe entre ces deux passages dont l'un établit l'impuissance de l'art, l'inutilité et le danger de son intervention, tandis que l'autre affirme qu'il est toujours nécessaire ou oppor-
tun d'y avoir recours.

J'appelle spécialement l'attention sur la dernière phrase,
qui est en quelque sorte le résumé de la doctrine : « Nous
« voulons dire seulement que nos moyens thérapeutiques
« n'ont point une action directe contre la maladie ; qu'ils n'a-
« gissent qu'en déterminant dans l'économie des modifications
« en vertu desquelles s'opère le changement favorable qui
« prépare et achève la guérison. »

Qu'importe que vos moyens thérapeutiques agissent directement ou indirectement, pourvu qu'ils agissent ? or personne
ne conteste qu'ils n'aient une action bonne ou mauvaise.
Ce que l'on discute, ce qu'il importe essentiellement de
savoir, c'est d'abord si l'emploi de nos moyens thérapeutiques
est généralement utile ou nuisible ; ensuite quels sont les cas
où l'on doit y avoir recours, et ceux où il convient de s'en abstenir. Or le dogme de la nature médicatrice, interprété et com-
menté selon la doctrine des hippocratistes, ne répond à aucune
de ces questions, ne résout absolument rien. Au praticien qui
demande s'il doit intervenir activement ou non, dans une
circonstance donnée, que répondent ces théoriciens? — Abste-
nez-vous, si la nature se suffit; intervenez, si elle vous paraît
insuffisante, ou exagérée, ou si elle s'égare. Convenez qu'une
telle réponse ne lève aucune difficulté; qu'elle laisse le praticien dans le doute, dans l'embarras, sans lui indiquer même
une voie pour en sortir.

Une telle réponse n'est pas seulement évasive ; on peut dire
qu'elle est erronée ; car elle suppose qu'un médecin peut
souvent n'avoir rien à faire auprès d'un malade, rien à lui
conseiller. Or, il est de toute évidence, et les hippocratistes
eux-mêmes l'affirment, que l'homme de la science a toujours
quelque conseil salutaire à donner, car il y a toujours un choix
à faire relativement aux qualités de l'air, au degré de la tem-

pérature, à l'alimentation, au repos, à l'exercice, etc. ; en un mot, il y a toujours une hygiène à tracer, quand il n'y a pas de médicaments à prescrire.

D'où je conclus que le dogme de la nature médicatrice, érigé en principe universel de thérapeutique, serait la négation pure et simple de l'art, si on l'interprétait rigoureusement ; mais qu'interprété selon les restrictions habituelles des hippocratistes il ne signifie absolument rien, il ne résout aucune difficulté pratique. C'est une vérité purement spéculative, dont la considération est propre néanmoins à rendre le praticien circonspect dans l'emploi des ressources de son art, modeste dans l'appréciation de ses succès, et soigneux d'observer les tendances instinctives du malade.

Mais, si une telle considération est propre à détourner le médecin de tout essai hasardeux, ne peut-on pas dire aussi qu'elle doit nuire quelquefois aux progrès de l'art ? Il est probable que si on s'en était tenu toujours strictement à cette considération, la science n'aurait jamais fait la conquête des médications spécifiques, ni d'une foule de procédés opératoires admirablement efficaces, conquête si glorieuse pour elle et si heureuse pour les malades ; car ces médications héroïques et ces procédés aussi hardis qu'ingénieux ont pour but et pour effet d'arrêter brusquement le développement des phénomènes morbides, c'est-à-dire la réaction prétendue médicatrice.

Objection. — Il est impossible, dira-t-on, de nier le concours de la nature dans la guérison des maladies. Ce concours apparaît évident dans les circonstances mêmes où l'art semble avoir la plus grande part : ainsi, dans un cas de fracture, après que le chirurgien a mis en rapport les fragments de l'os divisé, il faut que la nature achève la cure en opérant la réunion de ces fragments ; ainsi, quand un chirurgien a rapproché les lèvres d'une plaie, il n'a fait que préparer l'œuvre de la cicatrisation que la nature seule peut accomplir.

Réponse. — Personne ne songe à contester la nécessité du concours de la nature pour la guérison des maladies ; il fau-

drait être aveugle d'esprit pour ne pas l'apercevoir ; mais ce
que l'on nie, c'est que la considération de cette nécessité puisse
fournir au médecin une règle de conduite, un principe universel de traitement. La seule conséquence qu'on en pourrait
déduire logiquement, c'est qu'il est inutile de médicamenter
un organisme quand la nature y fait entièrement défaut, c'est-
à-dire quand la force vitale y est complétement éteinte, en
un mot, quand on n'a plus devant soi qu'un cadavre ; vérité
triviale qui n'a pas besoin de l'appui d'un dogme scientifique
pour être admise par tout le monde.

Le médecin est placé vis-à-vis de la nature dans des conditions analogues à celles de l'agriculteur : celui-ci n'ignore pas
que la nature peut, seule et sans secours humain, amener à
bien tous les phénomènes de la physiologie végétale, germi-
nation, accroissement, floraison, fructification, etc. Cette
conviction est propre sans doute à le rendre humble et reconnaissant envers la Providence, qui peut tout sans lui, et
sans laquelle il ne peut rien ; mais elle ne lui enseigne pas comment, par quels moyens il peut s'associer à l'œuvre de la nature. Elle ne lui enseigne point quelle sorte de terrain, quelle
qualité d'engrais, quel degré de calorique, d'humidité ou de
sécheresse, etc., en un mot, quelle culture convient à chaque plante. Il n'acquiert cette dernière connaissance, la seule
qui lui importe au point de vue agronomique, que par l'observation attentive de ce qui profite et de ce qui nuit à chaque
espèce végétale.

Telle est aussi la position du médecin à l'égard de la force
vitale ou de la nature, dans la guérison des maladies. Il ne
peut rien sans elle, et celle-ci peut tout sans lui ; mais la
contemplation abstraite de cette vérité ne saurait lui indiquer en quoi il doit concourir à l'œuvre de la force vitale ; elle
ne saurait lui fournir une méthode générale de traitement.

§ II. — De l'organicisme.

Une autre classe de médecins reconnaît, comme la précédente, qu'il y a dans tout germe organique un principe ou une force, inconnue dans son essence, qui, placée dans des conditions convenables, opère, avec ou sans conscience, des phénomènes de composition et de décomposition, d'où résultent, au bout d'un laps de temps, des organes ou instruments admirablement disposés pour remplir certaines fonctions déterminées, dont l'ensemble tend visiblement à la réalisation d'un modèle idéal, qui varie d'une espèce à l'autre, mais uniforme dans chaque espèce. Après la réalisation du modèle, ces théoriciens, perdant de vue la force créatrice et régulatrice, ne considèrent plus la vie que comme un résultat harmonique du jeu des organes.

Formule pathologique de l'organicisme. — Pour cette classe de médecins, « la conception de la maladie, dit un orateur déjà cité, repose exclusivement sur l'idée d'un changement produit dans les organes ou instruments de la vie par l'action des causes morbifiques : elle implique comme expression de ce changement un développement déterminé d'altérations fonctionnelles qui sont les symptômes de la maladie ; elle suppose la subordination des altérations fonctionnelles à la nature et au siège des changements organiques.

« Cette conception, en excluant la donnée essentielle du vitalisme (la réaction de la force vitale avec tendance vers la guérison), a rompu avec la tradition hippocratique ; cette rupture, qui a commencé avec Asclépiade et l'école méthodique, s'est continuée, à travers les doctrines mécaniques et chimiques, jusqu'à l'organicisme exclusif de nos jours (1). »

Les sectateurs de cette doctrine se disent quelquefois vitalistes, parce qu'ils admettent dans le corps organisé des forces vitales ou organiques différentes des forces des corps bruts ; mais on préfère les nommer *organiciens* pour les distinguer des vitalistes purs, et parce que, dans l'étude des maladies, ils négligent un des plus beaux attributs de la force vitale, sa

____

(1) Parchappe, Discours à l'Académie de médecine (*Bulletin de l'Académie de médecine*), 1855, tome XX, page 765.

puissance médicatrice, pour n es'occuper que des altérations
constitutionnelles et fonctionnelles des organes. Ils s'efforcent
de remonter, par l'analyse des symptômes, à la lésion primitive qu'ils regardent comme le point initial de la série phénoménale dont se compose chaque espèce pathologique; lésion
qui constitue, suivant leur doctrine, la *nature intime*, l'es-
sence des maladies; d'où ils prétendent déduire leurs méthodes
de traitement.

Cependant ils ne font pas difficulté d'avouer que rarement
il nous est donné de remonter à la lésion organique primitive
d'une maladie. « Le problème de la *nature intime* des maladies, dit M. Bouillaud, se rattache étroitement à celui de la
connaissance de la nature et du mécanisme des causes patho-
géniques. Or, s'il est malheureusement vrai que, dans l'état
actuel de la science, le mécanisme d'un bon nombre de causes
soit enveloppé des plus épaisses ténèbres, il s'ensuit que les
mêmes ténèbres doivent envelopper la *nature intime* des
maladies produites par les causes dont il s'agit (1).

Un pathologiste appartenant à une autre école s'exprime
encore plus catégoriquement sur le même sujet : « Ce serait,
dit Chomel, avoir une idée inexacte de la maladie, que de
croire qu'elle consiste essentiellement et uniquement dans les
symptômes qui la signalent ou même dans la lésion anatomique que nous constatons à l'ouverture des cadavres. Dans
telle névralgie, où le scalpel ne montre aucune lésion appréciable, il y a nécessairement, dans le nerf affecté, une modification quelconque dont la douleur a été l'effet. Dans le développement d'une phlegmasie ou d'une dégénérescence
organique, comme le tubercule ou le cancer, un changement
intime s'est préalablement opéré dans les parties malades, et
ce changement a amené les altérations secondaires qui caractérisent l'inflammation dans un cas, le cancer ou tubercule dans
l'autre. Ces dernières lésions tombent sous nos sens, et nous
les distinguons à des caractères évidents ; mais le phénomène

(1) *Essai sur la philosophie médicale*, Paris, 1836, page 254.

primitif qui les précède et qui les produit nous échappe, parce qu'il se passe dans les parties les plus fines de l'organisation, et que la structure, à plus forte raison, l'action intime de ces parties, non-seulement chez l'homme, mais dans tous les êtres vivants, à quelque règne qu'ils appartiennent, est inaccessible à tous nos moyens d'investigation (1). »

Malgré cet aveu d'impuissance de remonter au phénomène initial des maladies, aveu réitéré à toutes les époques par la généralité des médecins, beaucoup de théoriciens se sont flattés et se flattent encore de l'espoir d'arriver à cette découverte. Après la chute des théories mécaniques et chimiques, quand l'illustre Haller eut démontré, par d'innombrables expériences, la différence qui sépare l'irritabilité des tissus vivants de la rétractilité des corps inorganiques, on espéra trouver dans les lésions de la propriété nouvellement signalée, le phénomène initial qui constitue l'essence des maladies. Brown et Broussais ont élevé sur cette base deux systèmes contradictoires, aujourd'hui relégués dans les annales des erreurs scientifiques.

Enfin, les anatomo-pathologistes ont poursuivi dans tous les temps et poursuivent encore, à l'aide du scalpel, du microscope, de l'analyse chimique, etc., la lésion primitive de chaque espèce morbide ; mais en attendant qu'ils aient fait cette découverte, qui semble reculer, à mesure que la science avance, qui échappe et devient insaisissable au moment où on croit la tenir, la pratique a besoin d'un guide ; l'art ne peut se passer de règles au moins provisoires. Voyons ce que disent là-dessus les organiciens qui paraissent y avoir le plus mûrement réfléchi.

Formule thérapeutique de l'organicisme. — « La thérapeutique, selon M. Bouillaud, n'est véritablement qu'une *déduction*, un *corollaire* des idées qu'on s'est faites sur la nature des maladies... Bichat, ajoute-t-il, a très-bien établi que tous les systèmes de pathologie avaient reflué sur la thérapeutique, et comme ces systèmes étaient souvent entachés de fausseté, la

____

(1) *Éléments de pathologie générale,* page 648.

thérapeutique, qui n'en était que la conséquence, a dû être et a été également fausse, c'est-à-dire mauvaise, nuisible (1). »

Puisqu'on reconnaît que tous les systèmes de pathologie sont plus ou moins entachés de fausseté, et que la thérapeutique qui en découle a été constamment jusqu'ici mauvaise, nuisible, pourquoi s'obstiner à vouloir établir sur ce fondement mobile et chimérique les règles d'un art d'où dépendent à chaque instant la santé et la vie des hommes ? pourquoi persister dans une voie qui ne conduit qu'à des méthodes de traitement pernicieuses ? A cela l'auteur que je viens de citer répond : « C'est un grand malheur ; mais il était inévitable, et il se représentera sans cesse jusqu'au moment où nous n'aurons que des idées parfaitement justes sur la nature des maladies ; à moins toutefois de traiter les maladies sans avoir égard à leur nature, ce qui est aussi absurde qu'impossible (2). »

Il ne faudrait pas presser beaucoup de semblables doctrines pour en tirer la conséquence que mieux vaudrait brûler tous nos livres de médecine et fermer nos écoles que d'entretenir à grands frais ces foyers d'erreurs pernicieuses ; mais laissons ces incriminations exagérées aux amateurs de paradoxes et d'épigrammes.

Heureusement l'histoire de notre art dément à chaque page une semblable inculpation, lorsqu'on étudie cette histoire sans préjugé physio-pathologique, comme je me suis efforcé de le faire. Cette histoire démontre que, nonobstant les erreurs de physiologie et de pathologie qui se sont propagées de génération en génération jusqu'à nous, la pratique du médecin honnête et éclairé, du *vir probus medendi peritus*, a été dans tous les temps bienfaisante : parce que dans tous les temps le praticien instruit et consciencieux n'a pas hésité à faire le sacrifice de ses théories pathologiques au lit des malades, pour s'en tenir aux données de la stricte observation, de l'expérience.

M. Bouillaud lui-même nous fournit l'exemple de cette

(1) *Essai sur la philosophie médicale*, Paris, 1836, page 302.
(2) *Ibidem*.

manière de procéder dans l'exercice de la médecine : « *Contraria contrariis curantur ;* tel est, dit-il, le dogme qui domine toute la thérapeutique ; mais, encore une fois, pour faire l'application de cette loi fondamentale de l'art de guérir, il faut connaître la *nature* de la maladie ; et comme, dans un grand nombre de cas, cette nature ne nous est nullement connue ou ne l'est du moins qu'en partie, il s'ensuit que *les indications ne peuvent être fournies que par l'expérience que nous avons acquise de l'utilité de tel ou tel moyen dans des cas analogues à celui qui se présente à combattre* (1).

J'ai souligné ce dernier membre de phrase, parce que, contrairement à l'opinion de l'auteur et d'une multitude de théoriciens distingués, il renferme la véritable, l'éternelle base de toutes les indications thérapeutiques, comme cela sera démontré plus loin d'une manière irréfragable.

Auparavant il nous faut examiner le dogme fondamental de la thérapeutique organicienne : *Contraria contrariis curantur.*

Longtemps avant que Hahnemann eût eu la bizarre idée de proclamer un axiome tout opposé à celui-là (*Similia similibus curantur*), comme règle générale de la thérapeutique, le dogme de l'*hypénantiose* avait reçu plus d'un ébranlement. Dès l'époque la plus reculée, parmi les livres mêmes de la collection hippocratique, nous en trouvons plusieurs qui renferment des protestations contre ce dogme (2). Enfin l'aphorisme, *vomitu vomitus curatur,* n'est-il pas une protestation contre l'axiome des *contraires* érigé en règle générale.

Néanmoins nous devons convenir que ce dogme a dominé dans l'enseignement de la médecine jusqu'à nos jours ; et son long règne s'explique naturellement par les idées des anciens sur la physique, la chimie, la pathologie, etc. D'après Aristote et Galien, l'univers est constitué par des éléments doués de

____

(1) *Essai de philosophie médicale,* page 321.

(2) Le *Traité de l'ancienne médecine* (du § 13ᵉ au 20ᵉ), et le *Traité des lieux dans l'homme* (§ 42ᵉ, édition de M. Littré).

qualités opposées, le chaud, le froid, le sec et l'humide. Tous les corps liquides, solides ou gazeux, organisés ou inorganiques, ne sont que des agrégats de ces éléments ; et les qualités secondaires de ces corps, le doux, l'acide, l'amer, le salé, le fade, etc., résultent des combinaisons diverses des qualités primitives. D'après la doctrine de Galien, interprétée par Daniel Leclerc, il faut prendre garde que l'agent médicamenteux soit proportionné au mal, et que les contraires dont on se sert, aient un degré d'énergie égal à celui de la maladie, de peur que, s'ils sont trop faibles, ils ne servent de rien ; et s'ils sont trop forts, ils n'aillent à l'excès opposé. Par exemple, si un remède que l'on emploie contre une intempérie chaude est trop chaud, il ne corrige pas seulement cette intempérie, mais encore il produit une intempérie froide, qui est l'excès opposé, et qui n'est pas moins contre nature que celui qu'on a voulu corriger (1).

Dans le même chapitre, un peu plus loin, le même historien dit : « Il ne faut pas oublier de remarquer, à l'égard des médicaments en général, que les propriétés que Galien leur attribue, sont tirées des qualités *premières*, le chaud, le froid, le sec et l'humide ; et que chacune de ces qualités a selon lui quatre degrés ; c'est-à-dire que ce qui est chaud, par exemple, l'est au premier, au second, au troisième ou au quatrième degré : la chicorée est froide au premier degré, le poivre est chaud au quatrième. C'est, selon notre auteur, par ces qualités et par leurs différentes combinaisons que les médicaments opèrent ; et, quoiqu'il reconnaisse des médicaments aigres, salés, âcres, etc., il tâche de prouver que ces dernières qualités dépendent des premières ; en sorte que le salé, par exemple, a la chaleur pour principe de sa salure, que l'amer dépend du sec, que l'âcre est très-chaud, que l'aigre est froid, etc. »

Vous le voyez, tout n'est qu'antagonisme dans cette doc-

____

(1) *Histoire de la médecine,* 3e partie, liv. III, chap. iv, intitulé : *Maximes générales concernant la pratique de Galien.*

trine médicale, et cette doctrine a régné presque exclusivement, au moins dans l'enseignement officiel, jusqu'au renouvellement des sciences en Europe. Est-il surprenant que Fernel, une des lumières du seizième siècle, à qui on a reproché sa trop grande vénération pour les anciens, ait adopté ce dogme et s'efforce de le justifier? Cependant on s'aperçoit à la manière dont il le défend que sa conviction n'est pas ferme ; car il ne le justifie qu'en donnant au mot *contraire* une extension tellement exagérée qu'il s'applique à tout, extension que les anciens ni les modernes n'ont jamais prétendu lui attribuer.

« *Toute maladie*, dit-il, *doit être combattue par des remèdes contraires :* car on appelle remède ce qui chasse une maladie ; or ce qui chasse fait violence ; ce qui fait violence est opposé ; donc le remède est toujours opposé à la maladie, et aucune guérison ne s'obtient qu'en vertu des contraires. On appelle contraires, non-seulement les choses qui sont douées de qualités élémentaires opposées, comme le chaud et le froid, le sec et l'humide; mais encore toutes les choses qui diffèrent entre elles d'une manière quelconque, soit par la quantité, soit par le nombre, soit par la situation, soit par la figure, etc. ; ainsi le dur et le mou, le dense et le ténu, le grand et le petit, ce qui est en excès et ce qui fait défaut, le haut et le bas, le plein et le vide, ce qui est pur et ce qui est gâté, ce qui est entier et ce qui est rompu (1).

Suivant cette interprétation, un sceau d'eau serait l'opposé d'un lac, un ruisseau l'opposé d'un fleuve, un géant l'opposé d'un nain, une cruche pleine l'opposé d'une cruche vide, un régiment l'opposé d'une armée, la nuit l'opposé du jour, etc. Je ne m'attacherai pas à faire ressortir ce qu'il y a d'exorbitant dans cette extension donnée au mot *contraire*. Qui ne voit au premier coup d'œil que ces prétendues oppositions sont tout au plus des contrastes de peintre, de poëte, d'ora-

(1) Joannis Fernelii *Therapeutices universalis, seu Medendi rationis* lib. I, cap. II.

teur, non des antagonismes réels, tels que nous les entendons
et qu'on doit les entendre, dans la langue philosophique.
Le mot opposition, pris dans un sens vraiment scientifique,
réveille toujours dans notre esprit l'idée de forces antagonistes.

Cela posé, le dogme *contraria contrariis curantur* n'a plus
aujourd'hui sa raison d'être, comme règle générale de thérapeutique. En effet, d'une part nos théories physico-chimiques
sont tout à fait différentes de celles des anciens : nous ne
concevons pas les corps comme formés d'éléments doués de
qualités contraires, mais comme des agrégats d'éléments :
doués d'affinités plus ou moins grandes. Le froid n'est point à
nos yeux l'opposé du chaud, mais l'absence ou la diminution
du calorique ; le sec est l'absence ou la diminution de l'eau ; la
nuit ne résulte pas d'un fluide opposé à la lumière, mais simplement de la soustraction du fluide lumineux , etc.

D'autre part, notre manière de concevoir la maladie et sa
guérison a aussi changé dans le cours des siècles. Nous ne
nous représentons plus la maladie comme une lutte entre le
principe vital et une force ou une matière antagoniste ; mais
comme la résultante d'une modification anormale soit de la
force ou des forces vitales elles-mêmes, soit de quelque partie
solide ou liquide de l'organisme. La guérison s'opère par le
retour de la force vitale et des parties lésées à leur état normal. Nous aidons à ce résultat par un ensemble de moyens
dont l'action intime, moléculaire, nous échappe ordinairement,
mais dont l'observation, l'expérience clinique nous font connaître le résultat final.

Quelques exemples tirés des principales méthodes de traitement éclairciront ces généralités. D'abord la méthode expectante, si recommandée par les hippocratistes et dont l'application est assez fréquente, ne saurait être comprise dans la
catégorie des contraires. En second lieu, les remèdes spécifiques, dont tout le monde convient que le mode d'action nous
échappe, mais dont l'expérience confirme les heureux effets,
sont également en dehors de l'hypénantiose. Troisièmement

les antidotes ou contrepoisons ne sont plus censés agir par antagonisme, mais en vertu de leur affinité pour la substance vénéneuse avec laquelle ils forment des composés inertes. Enfin tous les moyens hygiéniques et prophylactiques sont évidemment en dehors du principe des contraires.

A part quelques lésions traumatiques des plus simples, telles que les luxations, les fractures, certaines plaies, contre lesquelles il est de règle, pour opérer la réduction ou obtenir le rapprochement, d'employer des forces dirigées dans un sens opposé aux forces productrices de la lésion, je ne vois pas quel autre genre de traitement peut être rangé sous le principe des contraires ; on citera peut-être le traitement antiphlogistique, ainsi appelé, parce qu'on le regarde comme ayant une action directement opposée à l'inflammation. Mais si l'on essaie d'analyser les détails de ce traitement, on s'aperçoit bientôt qu'il n'y a rien là d'antipathique avec la phlogose. Les évacuations sanguines, par exemple, qui en forment la base ou la partie la plus énergique, loin d'éteindre certains états inflammatoires, les exaspèrent ou n'y apportent aucune amélioration, comme on le voit dans l'ophthalmie purulente des nouveau-nés, dans une foule d'inflammations cutanées du jeune âge, etc.

On trouve dans Hippocrate (1) une réfutation récente de l'axiome des contraires, extraite de l'allemand. L'auteur de cette réfutation, **M. F. W. Becker,** passe en revue les principales méthodes de traitement et montre que dans chacune d'elles l'opposition que notre esprit croit apercevoir entre la maladie et le remède n'est qu'une pure déception provenant de la manière mécanico-chimique dont on se représente la vie. Il conclut en ces termes : « Si donc le *contraria contrariis* n'est pas fondé sur l'expérience pure, s'il ne prend une apparence de vérité qu'aux yeux de ceux qui méconnaissent le vrai rapport entre la maladie et la guérison, comment se fait-il que non-seulement il ait été universellement reconnu jusqu'à Paracelse, mais encore que, malgré la réfutation victorieuse des réfor-

(1) *OEuvres,* trad. de Littré, tome IV, page 420.

mateurs du temps passé, il ait repris de nos jours une autorité si générale ? Nous croyons trouver la raison de ce fait dans la liaison nécessaire que l'hypénantiose a, comme principe thérapeutique, avec la manière mécanique et chimique dont on se représente les objets dans la physiologie et la pathologie. Ce mode de représentation, bien que réfuté de différentes façons dans ses formes primitives et grossières, et remplacé par la médecine organique, se reproduit fréquemment dans l'histoire médicale sous d'autres apparences moins tranchées, et, ce semble, plus scientifiques ; l'hypénantiose, qui l'accompagne constamment, doit conserver une influence qui n'est pas médiocre ; et il faut croire que cette influence ne sera abolie que lorsqu'on se sera entendu d'une manière générale et précise sur le rang subordonné qui appartient à la mécanique et à la chimie dans la physiologie. »

Remarque. — Ce n'est point à Paracelse, comme le fait entendre l'auteur de l'argumentation qu'on vient de lire, qu'appartient l'honneur d'avoir combattu le premier le dogme des contraires. Nous avons vu plus haut que, parmi les livres de la collection hippocratique, quelques-uns renfermaient des protestations contre ce dogme, et nous verrons plus loin qu'une secte entière de médecins célèbres dans l'antiquité le repoussait formellement.

§ III. — Conclusion commune au vitalisme et à l'organicisme.

Il résulte de l'examen auquel nous nous sommes livrés dans les deux chapitres précédents, que ni la conception pathologique du vitalisme ni celle de l'organicisme, ne peuvent nous fournir une règle universelle de thérapeutique.

J'ajoute qu'il en sera de même à l'avenir de toute doctrine qui fera de la thérapeutique *une déduction, un corollaire* de la pathologie : une telle doctrine, j'ose l'attester, reste d'avance frappée de stérilité.

En effet, quand on y réfléchit mûrement et sans prévention, on reconnaît bientôt qu'une idée pathologique, c'est-à-dire la représentation mentale d'une maladie, si complète qu'elle soit, ne saurait jamais contenir l'idée ou l'indication du remède propre à la guérir, avant qu'on ait tenté quelque essai pour s'éclairer à ce sujet. L'épreuve clinique seule nous fournit des renseignements positifs sur la valeur des moyens thérapeutiques. Avant qu'un agent curatif quelconque ait subi cette épreuve, on ne peut former, sur son efficacité, que des conjectures plus ou moins probables.

M. Littré, s'appuyant de l'autorité d'Hippocrate, émet une opinion analogue à celle que je viens d'exprimer : « Les philosophes, dit-il, et les médecins combattus par Hippocrate, étudiant le corps humain en soi, déduisaient tous les changements qu'il subit de la considération d'une seule propriété ; et ils tiraient cette déduction en vertu d'une doctrine assez semblable à celle de certains médecins de nos jours qui ont expliqué toutes les maladies par les lésions anatomiques. Au contraire, Hippocrate regarde le corps vivant comme une substance dont les propriétés ne peuvent être déterminées *à priori*, ni en vertu, disait-il alors, de la composition du chaud, du froid, du sec et de l'humide, ni en vertu, aurait-il dit de nos jours, de la texture des parties. Les chercher de cette façon, c'est les chercher par une mauvaise route ; et ces propriétés ne se laissent pénétrer que par une expérimentation générale qui constate quels effets la substance vivante reçoit de chaque chose... Qui, pour me servir d'un exemple choisi par Hippocrate lui-même, aurait prévu, en recherchant l'organisation du cerveau, que le vin en dérange les fonctions ? Et à qui encore la connaissance anatomique du corps humain aurait-elle appris que les miasmes marécageux produisent une fièvre intermittente (1) ?

Je demanderai aussi : Qui est-ce qui aurait imaginé, en étudiant l'inflammation, que certaines phlegmasies, celles du

____

(1) *OEuvres d'Hippocrate*, trad. de Littré, argument du *Traité de l'ancienne médecine*, tome I.

poumon, par exemple, seraient avantageusement combattues
tantôt par la saignée, tantôt par l'émétique à dose toxique;
que d'autres, celles de la conjonctive et de la muqueuse pharyngienne, céderaient plutôt à des solutions astringentes ou
même caustiques; que quelques-unes, celles de nature rhumatismale, seraient favorablement amendées par des vésicatoires; etc.? Qui est-ce qui aurait pensé que des manipulations, des pressions vigoureuses seraient le meilleur moyen
de calmer les douleurs de l'entorse et de rétablir la possibilité
des mouvements?

Je me borne à ces exemples pour démontrer que la connaissance, si complète qu'on la suppose, de la nature d'une maladie, de son mode de formation, ne saurait conduire sûrement
à la détermination du moyen de la guérir. Je reviendrai plus
tard sur cette question, qui est capitale; et j'indiquerai la
source de l'erreur des théoriciens qui pensent que la thérapeutique rationnelle n'est qu'une déduction, un corollaire de
la pathologie.

ART. II. — DÉMONSTRATION D'UN PRINCIPE UNIVERSEL DE
THÉRAPEUTIQUE.

§ I. — De l'ancien empirisme.

Dès les temps les plus reculés de l'histoire de la médecine,
dès les premiers monuments de cette science, nous voyons une
classe nombreuse de médecins, qui, rejetant toute spéculation
sur l'essence des maladies, s'efforce d'établir les indications
curatives sur l'observation pure des effets que les divers agents
produisent dans l'économie. Un des livres les plus remarquables et les plus complets de la collection hippocratique, le
Traité de l'ancienne médecine, est écrit entièrement dans cet
esprit.

L'auteur commence par réfuter les hypothèses qui avaient
cours de son temps sur la nature des maladies, et tout en
poursuivant son argumentation, il retrace de quelle manière

ont été faites les premières découvertes de l'art de guérir. Il assimile ces découvertes aux améliorations successives que la nourriture des hommes a subies dans le cours des siècles. Ces améliorations ont été trouvées, non en vertu de quelque hypothèse sur la nature de l'homme, mais par l'expérience du bien et du mal que chacun éprouvait de tel ou tel régime de vie. Cette thèse est très-explicitement développée dans les dix premiers paragraphes. Enfin, l'auteur résume sa doctrine dans la phrase suivante : « Je crois fermement que tout médecin doit étudier la nature humaine, et rechercher soigneusement, s'il veut remplir ses obligations, quels sont les rapports de l'homme avec ses aliments, avec ses boissons, avec tout son régime de vie, et quelles influences chaque chose exerce sur lui (§ 20).

Quelque temps après l'époque à laquelle appartient ce livre, la doctrine de l'empirisme reçut une forme régulière par le concours de plusieurs médecins célèbres de l'école d'Alexandrie; mais leurs ouvrages ayant été perdus, nous ignorons la part que chacun d'eux avait prise à cette œuvre de systématisation. Ce que nous connaissons de leur doctrine nous a été conservé par les écrits de leurs adversaires, qui pourraient bien l'avoir un peu défigurée ou mutilée.

Quoi qu'il en soit, il paraît que les empiriques prétendaient ramener l'art de guérir à sa simplicité primitive ; qu'ils se bornaient à tracer des histoires des maladies avec toute l'exactitude dont ils étaient capables et à décrire les traitements qui avaient le mieux réussi. Ils rejetaient la recherche des causes occultes, fort en vogue de leur temps. Ils faisaient peu de cas de la physiologie, qui n'était guère alors qu'un tissu de rêveries ; et ils tiraient leurs indications thérapeutiques de l'expérience seule, d'où ils prirent le nom d'empiriques qui signifie expérimentateurs. Du reste, ils dédaignaient la dialectique, n'admettant pas qu'on ait besoin en médecine de raisonnements subtils, de vaines arguties ; ils ne voulaient définir les maladies que par des descriptions abrégées, nommées *hypotyposes*.

Kurt Sprengel, qui a écrit une histoire détaillée des doctrines médicales, s'exprime ainsi au sujet de celle-ci : « Je vois dans tous ces principes les preuves évidentes de la grande sagacité et du jugement sain des anciens empiriques. Certainement ils étaient plus animés du vrai génie de la médecine que la plupart de leurs prédécesseurs livrés à de vagues théories (1).

Baglivi dit de leur système, « qu'il est le fruit de la méthode s'élevant aux plus hautes vérités par l'observation attentive et persévérante des phénomènes ; qu'il a obtenu l'approbation des hommes éclairés qui se sont efforcés de l'agrandir, comme un mode d'acquisition conforme à notre nature (2). »

F. Bérard, après avoir exposé l'économie du système empirique, résume son jugement en ces termes : « L'empirisme est le système le plus profondément médité qui ait jamais paru en médecine, et qui mérite le plus d'être étudié avec soin ; celui dont la méditation promet à l'esprit philosophique les résultats les plus utiles et les plus féconds, et peut le mieux servir dans la recherche des méthodes propres à assurer les progrès futurs de la médecine (3).

Néanmoins l'empirisme n'eut qu'une courte durée comme système complet de médecine. On lui préféra d'abord le méthodisme, dont la clarté et la simplicité séduisaient l'intelligence et flattaient la paresse. Ensuite le dogmatisme galénique, soutenu par une vaste érudition et une dialectique subtile, détrôna tous les autres systèmes et régna presque exclusivement jusqu'au seizième siècle (4).

Mais, après la renaissance des lettres et des sciences natu-

(1) *Histoire de la médecine,* trad. par Jourdan. Paris, 1815, tome I, page 456.

(2) *De praxi medica,* lib. I, cap. xi.

(3) *Doctr. méd. de l'École de Montpellier,* 1846, page 47.

(4) On peut voir, dans mon *Histoire de la médecine,* une exposition détaillée des causes de la chute de l'ancien empirisme (tome I. page 356, et tome II, page 461).

relles en Europe, en même temps que Bacon, Locke, Hume, Condillac développaient les dogmes d'une nouvelle philosophie, l'empirisme médical faisait des progrès, selon la remarque très-véridique de l'historien Sprengel, qui en déduit les raisons d'une manière un peu prolixe et un peu confuse (1).

La même tendance s'est continuée en augmentant jusqu'à nos jours, comme l'attestent le succès européen de la *nosographie* de Pinel, la résistance opiniâtre que tant de membres renommés de cette compagnie (Bayle, Laënnec, Alibert, Fouquier, Chomel, Double, etc.) ont opposée à l'envahissement de la doctrine physiologique contemporaine, et la chute si prompte de ce système, malgré la fougueuse éloquence de son fondateur et l'énergique enthousiasme de ses disciples.

M. A. Becquerel, après avoir retracé avec une lucidité remarquable les diverses phases de l'empirisme médical et ses progrès incessants depuis trois siècles, termine ainsi ce coup d'œil historique : « Il ne me reste plus maintenant qu'à apprécier en peu de mots l'école de Paris, qui brille d'un éclat toujours plus vif et moins contesté.

« Je crois pouvoir établir en principe que la méthode suivie par les médecins de cette école dans leurs travaux est absolument la même que celle qui dirige les savants dans les sciences naturelles : c'est la méthode expérimentale ou l'empirisme rationnel.

« Cette proposition peut facilement être prouvée par l'examen des ouvrages les plus remarquables sur les généralités de la médecine (2).

« Tous les médecins qui travaillent d'une manière sérieuse ne sont guidés que par l'observation et l'expérimentation ; l'induction ne vient qu'ensuite féconder ou généraliser les résultats, et les ériger en lois synthétiques.

(1) Chap. ii et iii de la 16e section.
(2) Andral, *Leçons orales de pathol. génér.* ; Bouillaud, *Philosophie médicale.* Paris, 1836 ; Piorry, *Traité de médecine pratique et de pathologiatrique et médicale.* Paris, 1841-1851 ; Chomel, *Traité de pathologie générale.*

« Pour citer quelques exemples choisis parmi les médecins qui occupent un rang distingué dans la science, n'est-ce pas en s'appuyant sur ces bases fondamentales que MM. Andral et Gavarret ont pu formuler les lois des altérations du sang dans les maladies (1) ; que M. Bouillaud a éclairé l'histoire des maladies du cœur, et établi la loi de coïncidence de la péricardite et de l'endocardite avec le rhumatisme aigu (2) ; que M. Piorry a étendu et fécondé l'importance de la percussion plessimétrique, et démontré l'existence de l'hypertrophie de la rate dans la fièvre intermittente, que M. Chomel a éclairé l'histoire de la fièvre typhoïde ; que M. Rayer a tracé le tableau complet des maladies des reins et de la morve (3); que M. Louis a si nettement exposé ses recherches sur la fièvre typhoïde et la phthisie (4), etc. ?

« Enfin si de tels maîtres comptent beaucoup d'imitateurs, d'émules et de collaborateurs dignes d'eux, c'est que la nouvelle génération médicale a déjà pu apprécier par elle-même

(1) *Recherches sur les modifications de proportion de quelques principes du sang dans les maladies.* Paris, 1842 ; *Réponse aux principales objections dirigées contre les procédés suivis dans les analyses du sang, et contre l'exactitude de leurs résultats.* Paris, 1842 ; *Recherches sur la composition du sang de quelques animaux domestiques dans l'état de santé et de maladie.* Paris, 1842.

(2) *Traité clinique des maladies cœur,* 2e édition. Paris, 1841 ; — *Traité clinique du rhumatisme articulaire et de la loi de coïncidence des inflammations du cœur avec cette maladie.* Paris, 1840.

(3) *Traité des maladies des reins et des altérations de la sécrétion urinaire, étudiées en elles-mêmes et dans leurs rapports avec les maladies des uretères, de la vessie, de la prostate, de l'urètre,* etc. Paris, 1839-1841, 3 forts vol. in-8. — *De la morve et du farcin chez l'homme.* Paris, 1837, in-4°, fig. color.

(4) *Recherches anatomiques, pathologiques et thérapeutiques sur la maladie connue sous les noms de fièvre typhoïde, putride, adynamique, ataxique, bilieuse, muqueuse, gastro-entérite, dothinenthérie,* etc., *comparée avec les maladies aiguës les plus ordinaires,* 2e édition, considérablement augmentée. Paris, 1841 ; *Recherches anatomiques, pathologiques et thérapeutiques sur la phthisie,* 2e édition, revue, corrigée et augmentée. Paris, 1843.

la supériorité de la méthode que nous préconisons, et qu'elle a eu le bon esprit de s'y attacher (1). »

Cependant personne n'a essayé encore de rassembler les maximes de l'empirisme moderne, éparses dans une multitude d'écrits, de les coordonner, et d'en former un système complet embrassant et reliant entre elles par un enchaînement rationnel toutes les branches de l'encyclopédie médicale.

C'est un essai de cette sorte que je vais soumettre au lecteur, dans le chapitre suivant.

§ II. — De l'empirisme raisonné ou de l'empiri-méthodisme.

(Véritable théorie médicale... *theoria medica vera.*)

Avant d'exposer la doctrine nouvelle de l'empirisme, il est à propos de dire en quoi elle diffère de l'ancienne.

1° Les anciens empiriques s'abstenaient, autant que possible, de toute espèce de raisonnement : notre titre annonce que, loin de renoncer à cette faculté, nous avons l'intention d'en tirer un excellent parti.

2° Ils négligeaient, dit-on, l'étude de l'anatomie et de la physiologie : nous soutenons, au contraire, et nous prouverons que cette étude est indispensable pour devenir bon praticien.

3° Ils rejetaient d'une manière absolue les théories physiologiques et pathologiques : nous les croyons utiles, nécessaires même, pour le perfectionnement de la science.

Cela posé, je déclare que la doctrine philosophique sur laquelle je m'appuie n'est autre que celle qui est exposée dans la 4ᵉ lettre, § II, p. 53.

Règle générale de thérapeutique. — Partant des axiomes formulés ci-dessus, nous établissons comme règle universelle de thérapeutique que l'*on doit traiter chaque maladie par les moyens qui ont le mieux réussi dans les cas semblables ;* et nous reconnaissons comme *criterium* suprême et définitif de toute méthode curative, l'expérience clinique : d'accord en

(1) Becquerel, Thèse présentée et soutenue au concours de l'agrégation près la Faculté de Paris, 1844.

cela avec les plus grands praticiens de tous les sièclesqui nous ont transmis cette sage maxime : *A juvantibus et lædentibus fit indicatio.*

Il est facile de s'assurer par un peu de réflexion que notre règle thérapeutique embrasse toutes les opérations de la médecine interne et externe ; tous les préceptes de l'hygiène et de la prophylaxie. Que vous traitiez par les contraires ou par les semblables, ou de quelque autre manière que ce soit ; toujours et partout, vous choisissez, pour chaque cas pathologique, le procédé qui vous paraît avoir le mieux réussi dans des cas analogues : *a juvantibus et lædentibus fit indicatio.*

Il n'est pas moins aisé de reconnaître que notre règle thérapeutique n'est exclusive d'aucune théorie physico-pathologique : que vous soyez animiste avec Stahl et la *Revue médicale,* ou duo-dynamiste avec Barthez et l'École de Montpellier, ou organicien avec la majorité des professeurs de Paris ; que vous considériez la maladie comme une résultante de la réaction de la force vitale, ou comme le produit d'une lésion organique ; toujours est-il que vous choisirez, pour traiter chaque cas pathologique, la méthode qui aura donné les résultats les plus avantageux, selon votre expérience et celle des autres.

Méthodes curatives. — Autour de notre règle générale de thérapeutique, viennent se ranger naturellement, selon leur ordre de mérite, toutes les méthodes de traitement.

1° A leur tête, nous plaçons la méthode par les spécifiques, dans laquelle on se propose, comme vous savez, d'arrêter une maladie d'emblée, de prévenir toutes ses manifestations ultérieures. Nous la nommons à cause de cela *synthétique ;* et nous la considérons comme la plus parfaite, parce qu'elle atteint mieux qu'aucune autre le but de la médecine ; comme la plus naturelle, parce que c'est celle qu'on a employée ou prétendu employer dès les premiers temps, dans l'enfance de l'art ; enfin, comme très-rationnelle, puisqu'elle est fondée sur notre criterium suprême, l'épreuve clinique.

2° Le second rang parmi les méthodes curatives me semble revenir de droit à la médication *expectante :* celle-ci s'applique aux maladies qui ont une tendance naturelle vers la guérison, et contre lesquelles on ne possède pas de spécifique, comme les fièvres éruptives sans complication, la synoque légitime, les simples indispositions, etc. On se borne habituellement, dans ces cas, à régler l'hygiène, prévenir les imprudences, surveiller les accidents.

3° Nous assignons la troisième place à la méthode *analytique*. Elle consiste, comme son nom l'indique, à décomposer une maladie en plusieurs affections plus simples ou éléments pathologiques, contre chacun desquels on dirige une médication appropriée. On y a recours dans les maladies qui ne tendent pas naturellement à la guérison, et pour lesquelles on ne connaît point de spécifiques. Soit, par exemple, une pneumonie confirmée par les symptômes physiologiques et par les signes physiques : voilà une maladie qui met la vie du patient en danger, si on l'abandonne aux seules forces de la nature, et pour laquelle nous ne possédons aucun spécifique bien constaté. Que fera le praticien en pareil cas ? Il décomposera l'état maladif en plusieurs affections élémentaires ou considérées comme telles. Ainsi il trouvera : 1° une congestion pulmonaire qu'il pourra combattre par des évacuations sanguines ; 2° une chaleur ou fièvre ardente qu'il s'efforcera d'apaiser par des boissons mucilagineuses en quantité ; 3° une surexcitation nerveuse qui réclamera l'emploi des opiacés ; 4° enfin, à une certaine période, il hâtera la résolution par le tartre stibié à dose rasorienne.

Nous plaçons cette méthode au-dessous des deux précédentes, parce qu'elle atteint moins sûrement le but de l'art, et parce que les éléments pathologiques résultant de la décomposition de la maladie sont toujours un peu arbitraires et indéterminés. Les théoriciens qui considèrent cette méthode comme la plus rationnelle se font illusion, en ce qu'ils s'imaginent que, par l'analyse mentale à laquelle ils se livrent, ils saisissent mieux l'enchaînement des phénomènes morbides et le mode d'action des agents curatifs.

Telles sont les trois principales méthodes thérapeutiques

que nous admettons. A leur suite viennent se ranger, dans un rang inférieur, des modes moins généraux de traitement, que nous nous contenterons de nommer : ce sont le mode déplétif, le substitutif, le perturbateur, l'antiphlogistique, etc.

Il est évident que notre règle universelle de thérapeutique et les méthodes curatives plus ou moins générales qui en découlent, sont constituées en dehors de toute conception physiologique ou pathologique ; qu'elles sont indépendantes par conséquent de toute théorie physiologique, c'est-à-dire autonomes ; et que la pratique médicale, en les adoptant, se trouvera désormais à l'abri des révolutions incessantes que ces théories lui ont fait subir jusqu'ici. Un coup d'œil jeté sur une des classifications thérapeutiques les plus remarquables : fera mieux ressortir encore la supériorité de la nôtre.

Classification des méthodes thérapeutiques, par Barthez. — M. Lordat, interprète de la doctrine de Barthez, distingue trois classes de méthodes thérapeutiques, savoir : les méthodes *naturelles*, les *analytiques* et les *empiriques*. Voici comment il définit chacune de ces classes (1) :

1° Les méthodes naturelles sont celles qui ont pour objet de favoriser, d'accélérer ou de régulariser la marche des maladies qui tendent à une solution heureuse. Leur nom fait allusion au but qu'on s'y propose de seconder la nature et de rendre ses opérations plus sûres, soit en les retardant, soit en les hâtant, soit en changeant la proportion des actes élémentaires dont elles se composent.

2° Les méthodes analytiques sont celles où, après avoir décomposé une maladie dans les affections essentielles dont elle est le produit, ou dans les maladies simples qui s'y compliquent, on attaque directement ces éléments par des moyens proportionnés à leurs rapports de force et d'influence. Ces méthodes, ainsi que celles dont il sera question dans l'article suivant, sont usitées : 1° lorsque la nature n'opère aucun effort salutaire ; 2° lorsqu'elle agit avec faiblesse et lenteur, de

____

(1) *Exposition de la doctrine de Barthez.* Paris, 1818, pages 294 à 305.

sorte que ses tentatives fatiguent en pure perte ; 3° enfin, lorsque les mouvements naturels ajoutent eux-mêmes à la gravité de la maladie.

3° Les méthodes empiriques sont celles dont l'expérience a constaté l'efficacité, mais dont les effets immédiats et primitifs n'ont point, avec la guérison de la maladie, un rapport que notre esprit puisse saisir. Barthez reconnaît trois sortes de méthodes empiriques sous les noms d'*imitatrices*, de *perturbatrices* et de *spécifiques*.

Je ferai d'abord, à cette classification, une objection préjudicielle : c'est qu'on y met le pluriel au lieu du singulier ; on dit les méthodes naturelles, analytiques, empiriques, quand on devrait dire la méthode naturelle, etc. Car il est clair qu'il n'y a qu'une seule méthode naturelle, une seule méthode analytique, dans le sens que Barthez attache à ces mots.

Ensuite l'épithète *naturelle*, appliquée à une méthode exclusivement, donne à entendre que dans les autres méthodes on emploie des moyens curatifs moins naturels ou moins conformes aux indications de la nature. Or, une telle supposition est contraire à la doctrine des auteurs précités, qui prescrivent d'étudier et de suivre en toute circonstance les tendances de la nature.

En troisième lieu, si on compare les indications établies pour la méthode *naturelle* et celles qu'on se propose de remplir par l'*analytique*, on verra qu'il y a confusion, double emploi. En effet, dans la première, nous dit-on, on se propose de seconder la nature et de rendre ses opérations plus sûres, soit en les retardant, soit en les hâtant, soit en changeant la proportion des actes élémentaires dont elles se composent ; tandis qu'on a recours à la deuxième, lorsque la nature n'opère aucun effort salutaire ; lorsqu'elle agit avec faiblesse et lenteur ; enfin lorsque les mouvements naturels ajoutent eux-mêmes à la gravité de la maladie; or, il est aisé de reconnaître que sous des expressions différentes, ces indications sont identiques.

Quatrièmement enfin, la définition qu'on donne de la méthode *empirique*, me paraît de toutes la plus défectueuse ; la voici : « La méthode empirique est celle dont l'expérience a constaté l'efficacité, mais dont les effets immédiats et primitifs n'ont point, avec la guérison de la maladie, un rapport que notre esprit puisse saisir. » Le grand défaut de cette définition consiste à présenter comme spécifiques deux caractères qui sont communs à toutes les méthodes. En effet : 1° quelle est la méthode curative qui peut se passer de la sanction de l'expérience? *Aucune* : tout le monde est d'accord là-dessus. Premier caractère commun à toutes les méthodes; 2° quelle est la méthode curative dont les effets immédiats et primitifs ont, avec la guérison de la maladie, un rapport que notre esprit puisse saisir?—Je réponds avec Barthez, avec tous les philosophes, avec M. Lordat lui-même. *Aucune :* Deuxième caractère commun à toutes les méthodes.

Voici ce que dit un peu plus loin M. Lordat : « A la vérité tous les modes de traitement, considérés dans leurs effets immédiats sur les affections élémentaires, sont des moyens empiriques, puisque les résultats de leur action n'auraient jamais été prévus. »

N'est-on pas en droit de dire à M. Lordat : Si vous reconnaissez que tous les modes de traitement sont des moyens empiriques, pourquoi attribuez-vous ce caractère spécialement à unes eule méthode pour la distinguer des autres? Vous êtes là en contradiction flagrante avec vous-même.

Barthez n'est pas moins explicite, comme on peut s'en convaincre en lisant le passage suivant : « Les phénomènes de la nature ne peuvent nous faire connaître la *causalité* ou l'action nécessaire des causes dont ils sont les effets, mais seulement nous manifester l'ordre dans lequel ils se succèdent, nous dire quelles sont les règles que suit la production de ces effets, et non ce qui constitue la nécessité de cette production (1). »

Quelques exemples feront mieux ressortir la vérité de notre

(1) *Nouveaux Éléments de la science de l'homme* (*Discours préliminaire*, 2ᵉ édition, 1ʳᵉ section, page 6). Dans la note n° 1 de cette section, l'auteur développe longuement la même thèse.

théorie : Le sulfate de soude, qui a une saveur salée, provoque habituellement des évacuations alvines ; l'huile de ricin qui a un goût nauséabond, la manne qui est douce, la magnésie calcinée qui est insipide, la rhubarbe qui est amère, le jalap qui est âcre, produisent un résultat analogue. Qui est-ce qui me dira en vertu de quelle action moléculaire, primitive, sur le canal intestinal, l'administration de chacune de ces substances est suivie d'un effet purgatif? Personne : nous savons seulement, par une observation constante, que le dernier phénomène (l'expulsion des matières fécales) succède ordinairement au premier (l'administration de l'une des substances ci-dessus énumérées).

J'insiste, sur ce principe de la philosophie naturelle, que toutes nos connaissances en thérapeutique dérivent de l'empirisme et ne vont pas au delà ; parce que Barthez et M. Lordat, malgré leur ferme adhésion à ce principe, ont commis la faute grave d'admettre des traitements empiriques et des traitements non empiriques, et que beaucoup d'autres écrivains, après eux, sont tombés dans une semblable méprise.

Quelques-uns cependant ont su l'éviter, comme le médecin philosophe qui a écrit les lignes suivantes : « Les fièvres intermittentes sont guéries par le quinquina. Plusieurs centaines de volumes ont été écrits pour expliquer le mode d'agir de ce merveilleux remède. Cet énorme amas de science ne vaut pas cette seule ligne, et ne va pas au delà : *Contre la fièvre intermittente, il faut donner le quinquina.* L'opium procure le sommeil. Une multitude d'écrits fort savants ont expliqué l'action de ce médicament précieux. Molière en savait autant, à cet égard, qu'en puissent savoir aujourd'hui ceux qui ont étudié tous ces beaux ouvrages : *Opium facit dormire, quia in eo est virtus dormitiva.* Et qu'on ne prenne point ceci pour une critique de la médecine; car elle est l'art de guérir et non l'art d'expliquer les guérisons. Une notion pratique bien constatée n'a pas moins de dignité qu'un principe scientifique (1).

(1) Dezeimeris, *Vues pratiques sur les améliorations agricoles.*

Nosologie. — Il ne suffit pas de posséder un principe sûr de thérapeutique et des méthodes de traitement bien ordonnées ; il faut en outre savoir les appliquer à propos, c'est-à-dire savoir discerner avec justesse, dans chaque cas pathologique qui se présente, en quoi il se rapproche et en quoi il diffère de telle autre affection qu'on a déjà observée ou étudiée: c'est en cela que consiste le diagnostic clinique des maladies, une des branches les plus difficiles, les plus délicates de la médecine, celle qui exige le plus de science, de tact, d'attention et de jugement.

On comprend, en effet, qu'avant d'ordonner à un malade un traitement quelconque, il est nécessaire de bien s'assurer que ce malade se trouve dans les mêmes conditions que ceux auxquels un pareil traitement a réussi. A quoi servirait-il, par exemple, d'avoir un excellent spécifique contre les accidents secondaires de la syphilis, si l'on ne savait pas distinguer ces accidents de ceux de la scrofule, de la lèpre, des dartres, avec lesquels ils ont quelquefois tant de ressemblance ? Quel avantage y aurait-il à posséder un remède héroïque contre la fièvre intermittente , si on l'administrait aveuglément dans toutes les pyrexies, soit périodiques, soit continues, soit symptomatiques? On ferait certainement plus de mal que de bien, à la manière de ces médicastres qui, lorsqu'ils ont essayé un médicament avec succès, emploient ce médicament toutes les fois qu'il se présente à eux des cas nouveaux, qu'ils croient semblables au premier, sans s'inquiéter si la similitude est réelle, ou apparente, ou simplement nominale.

Il est donc bien évident que le diagnostic doit être le flambeau de la thérapeutique. Sans un diagnostic éclairé, savant, sérieusement médité, la thérapeutique est aveugle ; elle n'est plus qu'une arme dangereuse en des mains inhabiles. Il faut donc que le médecin connaisse bien le mal auquel il veut remédier, qu'il sache le discerner des maladies qui n'ont avec lui qu'une similitude trompeuse ; quoique cette notion ne lui donne pas, comme on l'a prétendu, celle du remède approprié. Ainsi qu'un botaniste peut connaître parfaitement les végétaux, en discerner avec beaucoup de sagacité les espèces et les variétés par leurs caractères naturels, sans connaître pour cela leurs propriétés médicinales ; de même un médecin peut diagnostiquer fort bien une maladie, son siége spécial, sa cause, son mode de formation, sans posséder un moyen propre à la guérir, la connaissance d'une maladie et celle du remède n'étant pas unies par un lien rationnel, mais seulement par la mémoire, comme nous le ferons voir plus clairement en parlant des indications curatives.

Dans l'origine, le diagnostic des maladies était très-superficiel : il suffisait qu'un individu offrît un ou deux symptômes pareils à ceux qu'on avait observés chez un autre, pour qu'on se crût autorisé à traiter le second de la même manière que le premier. C'est encore sur cette appréciation superficielle et fautive, que les gens du monde, les charlatans, les ignorants de toutes les catégories, diagnostiquent de nos jours les cas pathologiques et osent conseiller des traitements.

Mais ce n'est point avec cette légèreté que le praticien instruit et consciencieux, qui s'est préparé par l'étude et l'observation à l'exercice de l'art de guérir, juge une maladie et prescrit une médication. « J'ai vivement senti en tous temps, disait Pinel, et je sens chaque jour davantage, combien il importe, à l'exemple des naturalistes, de cultiver la science des signes, et de se bien former à saisir les caractères extérieurs des maladies, et d'être toujours en garde, dans les cas difficiles, contre l'illusion et l'erreur (1).

On est effrayé du grand nombre de détails minutieux que M. Louis exige pour former le diagnostic des faits pathologiques. Cependant, après mûre réflexion, après avoir pesé l'influence que chacun de ces détails peut avoir, on est forcé de convenir qu'ils sont tous nécessaires ou utiles à la recherche de l'exacte vérité (2).

(1) *Nosogr. philosoph.*, introduction, page 5, 5e édit.
(2) *Mémoires de la Société médicale d'observation*, tome I.

En résumé, les circonstances sur lesquelles doit porter la description des maladies ou leur diagnostic sont les suivantes : 1° les antécédents, ce qui comprend les prédispositions et les causes ; 2° le siége anatomique de la maladie, c'est-à-dire la partie, soit liquide, soit solide, de l'organisme qui paraît plus particulièrement affectée, et son mode d'altération; 3° les symptômes idiopathiques et sympathiques, leur marche, leur terminaisons; 4° enfin, les lésions qu'on rencontre sur les cadavres des individus qui ont succombé à des affections pareilles.

Lorsqu'on a recueilli un certain nombre d'observations détaillées sur une maladie, considérée sous les points de vue dont il vient d'être parlé, on connaît son histoire particulière ou sa nosographie spéciale. On peut et on doit répéter les mêmes épreuves sur plusieurs maladies différentes, sur toutes celles qu'on se trouve en position d'observer, et l'on arrive ainsi à connaître les faits qui, par leur ensemble, constituent toute la nosologie.

Il n'y a réellement, et il ne peut y avoir rien de plus dans l'histoire des maladies. Mais il est aisé de concevoir combien il serait difficile, pour ne pas dire impossible, de retenir dans sa mémoire, un à un, tous les faits de détail que l'on aurait pu recueillir sur chaque maladie observée un assez grand nombre de fois pour que son étude n'offrît plus que la répétition de phénomènes déjà connus ou de leurs analogues. C'est pour cela qu'il est devenu nécessaire de rassembler avec art les points communs que tant de faits peuvent avoir entre eux. Ainsi est née la pathologie générale, science ou plutôt méthode d'étude, qui reprend sous un autre point de vue les objets que l'observation des détails a déjà appris à connaître, et les présente à l'esprit dans leurs rapports généraux (1).

A peine est-il besoin de faire observer qu'on ne peut remplir convenablement les conditions ci-dessus énoncées sans le secours de l'anatomie et de la physiologie.

---

(1) Voyez Rochoux, *Dict. de méd.* en 21 vol., au mot Pathologie.

C'est ici également que l'utilité des théories pathologiques et des classifications se fait sentir, pour mettre un peu d'ordre dans l'arrangement de cette quantité innombrable de faits dont se compose l'histoire des maladies ou la nosologie. Sans un classement artificiel quelconque, la nosologie ne serait qu'un recueil indigeste, un chaos. Les théories et les classifications sont le fil conducteur qui nous guide dans ce labyrinthe.

Toutefois, nous ne leur attribuons pas l'importance exagérée que leur attribuent les théoriciens qui font dépendre le traitement d'une maladie de la place qu'elle occupe dans un cadre nosologique. Ainsi, il nous importe médiocrement que l'on mêle, par exemple, les fièvres intermittentes parmi les fièvres continues, avec Pinel ; ou parmi les phlegmasies, avec Broussais ; ou parmi les névroses, avec d'autres pathologistes. Pourvu qu'on décrive ces affections de manière à les bien distinguer des autres espèces morbides, et qu'on indique pour chacune le traitement dont l'expérience a confirmé l'efficacité : voilà, selon nous, l'essentiel.

Les classifications et les théories des dermatoses ont beaucoup varié depuis un siècle, sans que leur traitement en ait été influencé d'une manière sensible. La découverte de l'acarus *scabiei* n'a pas modifié profondément la médication de cette maladie ; et depuis que la teigne est rangée parmi les affections parasitaires, on ne la guérit pas mieux qu'auparavant. Mais nous sommes loin, néanmoins, de méconnaître l'utilité de ces découvertes, qui, en rendant le diagnostic plus sûr, éclairent aussi la thérapeutique, sans la dominer. Ainsi, la connaissance du sillon de l'acarus empêche de confondre la gale avec plusieurs autres affections limitrophes, et d'appliquer à celles-ci le traitement de la première.

Physiologie. —«La physiologie est la science qui traite des phénomènes des êtres vivants, et qui recherche les lois et les conditions de ces phénomènes dans l'état de santé. » P. Bérard.)

On comprend, par le simple énoncé de cette définition, combien l'étude d'une telle science a d'importance pour le diagnostic des maladies. Je n'insisterai donc pas sur la nécessité qu'il y a pour le médecin de se livrer sérieusement à cette étude ; mais je ferai observer qu'il ne saurait demeurer indifférent à aucune des questions qui s'agitent dans le domaine de la physiologie. Celle du mono-dynamisme et du duo-dynamisme qui divise en ce moment le camp des néo-hippocratistes, quoiqu'elle ne touche nullement à la pratique de l'art, me semble digne des méditations du médecin philosophe, et je crois devoir à ce titre y jeter ici un coup d'œil.

Je commence par avouer, comme le fait M. Sales-Girons, un des champions les plus fermes de l'animisme, qu'il n'y a pas de preuve directe et positive que l'âme soit l'auteur des actes organiques qui se font à son insu, et qui se feraient malgré elle, si elle voulait les arrêter ou les empêcher (1).

Mais je pense, comme lui, qu'il y en a d'indirectes, d'analogiques, qui me semblent militer assez fortement en faveur de cette opinion.

1° Nous ferons observer que l'on n'a pas coutume d'admettre deux principes de vie dans les animaux pour expliquer les fonctions de leur organisme. On devrait aussi par analogie n'en admettre qu'un chez l'homme. Est-ce que celui-ci ne constitue pas une *unité*, un *individu*, tout aussi bien qu'un animal ? N'est-il pas reconnu que plus on s'élève dans l'échelle animale, plus le lien unitaire se fortifie, plus l'indivisibilité se prononce ? Écoutons ce que dit là-dessus M. Flourens.

« Si l'on prend un polype et qu'on le coupe par petits morceaux, par morceaux aussi petits qu'on voudra, chaque morceau vivra et reproduire un polype ; mais si l'on prend un animal un peu plus compliqué, si l'on prend une naïde ou ver d'eau douce, il n'en sera plus de même. Chaque morceau coupé ne vit et ne se reproduit que tant qu'il renferme un ganglion nerveux. Enfin, si l'on s'élève plus haut, si l'on prend un animal vertébré, un mammifère, un oiseau, le besoin d'*unité*, de lien commun, se fait bien plus sentir encore ;

(1) *Rev. méd.*, 30 nov. 1857, page 579.

il n'y a plus là comme dans la naïde ou ver d'eau douce, comme dans le ver de terre, etc., une suite de nœuds vitaux ; il n'y en a plus qu'un, et tellement *un*, tellement circonscrit, tellement réduit qu'il a quelques lignes à peine d'étendue. C'est pourtant à ce point si réduit qu'il faut que toutes les autres parties tiennent pour vivre ; toute partie qu'on en détache cesse de vivre (1). »

2° L'unité de la force vitale me semble se manifester particulièrement dans le germe : dans ce petit amas de matière amorphe, on ne remarque que des phénomènes d'un seul ordre, un travail de composition et de décomposition, d'où résulte au bout d'un laps de temps un système d'organes merveilleusement disposés pour servir à des usages prévus et déterminés dans chaque espèce. N'est-il pas naturel de penser que la même force qui, sans le secours d'aucun organe, a pu fabriquer tout un système organique, suffit ensuite pour mettre ce système en action et déployer à l'aide d'un pareil mécanisme des facultés nouvelles, inattendues ?

3° Enfin, dans la doctrine de l'animisme ou mono-dynamisme, la diversité des espèces organiques s'explique très-facilement : on peut faire pour cela trois suppositions également admissibles ; on peut supposer que l'élément dynamique, spirituel, varie seul d'une espèce à l'autre ; ou bien l'élément matériel, le *substratum* seul : ou bien encore les deux éléments à la fois, le dynamique et le matériel.

Objection. — La force organisatrice, dit-on, ne saurait être confondue avec la force pensante ou l'âme ; parce que la première est une activité aveugle, agissant par nécessité, sans conscience, et donnant naissance à des produits matériels ; tandis que la seconde est une activité douée de conscience et de volonté, agissant librement, et ne donnant naissance qu'à des produits immatériels, à des idées, des jugements, des raisonnements, des déterminations volontaires : il y a donc là deux activités de nature différente.

(1) *De la vie et de l'intelligence*, 2ᵉ édition. Paris, 1858, 2ᵉ partie, chap. xi, page 275.

Réponse. — L'objection est grave, et je ne m'étonne pas qu'elle ait ébranlé beaucoup d'esprits, même des plus éminents. Je vais essayer néanmoins d'y faire une réponse : selon le savant physiologiste dont j'invoquais tout à l'heure l'autorité, « la vie est un principe d'activité ; principe *complexe* par l'ensemble des facultés qui le composent, *simple* par l'unité même du *nœud vital* où ce principe réside. Chaque force peut être abolie séparément ; car chacune prise en soi est indépendante des autres, et réside dans un organe distinct (1).

Ne peut-on pas supposer, d'après cela, que si l'âme ne déploie dans l'embryon qu'une force créatrice privée de conscience et de volonté, quoique fort bien dirigée vers un but déterminé, d'après un plan sagement conçu, c'est qu'elle n'a pas encore à sa disposition l'organe ou les organes au moyen desquels elle déploiera plus tard des facultés intellectuelles et morales, dans les limites toujours de l'organisme dont elle sera pourvue ?

C'est là, sans doute, une hypothèse gratuite ; mais, en fait d'hypothèses, quand l'unité paraît suffire tout autant que la pluralité, j'estime qu'il vaut mieux s'en tenir à l'unité. Je n'ai pas, d'ailleurs, la prétention de dissiper l'obscurité, de lever les contradictions apparentes que notre esprit rencontre dans l'interprétation des phénomènes si multiples de la vie. Je crois que la solution d'un tel problème appartient à une autre intelligence que celle de l'homme ; mais je pense que chacun peut adopter à ce sujet telle doctrine qu'il lui plaira, sans toucher, s'il le veut, à la question du spiritualisme et du matérialisme ; car, comme l'a fait observer M. Parchappe (2), « quoique cela répugne à ses tendances philosophiques, le vitalisme pourrait à la rigueur être positivement matérialiste ; et l'organicisme, dans sa plus haute expression, témoin la doctrine de M. Piorry, n'exclut pas le spiritualisme. »

(1) Flourens, *ibidem*.
(2) *Bulletin de l'Académie de médecine*, 1855, tome XX, page 762.

Pathologie.—On a défini cette branche de la science médicale *la physiologie de l'homme malade;* c'est assez dire combien elle est indispensable pour éclairer le diagnostic.

Je me suis expliqué déjà sur l'utilité des théories et des classifications pathologiques, pour mettre de l'ordre et de la clarté dans les matériaux de la nosologie ou nosographie ; je n'ai pas à revenir là-dessus ; mais ici encore les esprits sont partagés en deux camps bien tranchés sur l'idée générale qu'on doit se faire de la maladie ; et il est impossible de ne pas incliner vers l'un ou vers l'autre. Je vais donc m'expliquer catégoriquement à ce sujet, comme je l'ai fait pour les théories physiologiques.

A mon avis, la conception pathologique du vitalisme est plus compréhensive que celle de l'organicisme, en ce qu'elle tient compte d'un élément considérable de la maladie, la réaction de la force vitale, que l'organicisme perd trop de vue. En outre la conception pathologique du vitalisme nous a fourni une méthode de traitement fort importante, sinon universelle (la méthode expectante); tandis que l'organicisme ne nous a donné que le dogme de l'hypénantiose, qui trouve rarement son application. Toutefois, ni l'une ni l'autre conception ne sauraient nous fournir une base de classificationuniverselle des maladies, pas plus qu'elles ne nous ont fourni une règle universelle de thérapeutique.

Quelques essais ont été faits, dans l'antiquité et dans les temps modernes, pour classer les maladies d'après la considération d'un seul ordre de phénomènes ou d'une seule propriété. Mais ces essais, après avoir séduit les esprits enthousiastes par leur simplicité et leur clarté apparentes, n'ont pas tardé à tomber dans un juste discrédit, convaincus d'insuffisance et d'erreur aux yeux des bons observateurs et des sages praticiens. Tel a été, naguère, le sort des classifications basées uniquement sur les systèmes de Brown ou de Broussais.

Aujourd'hui, comme autrefois, les classifications pathologiques les plus estimées, celles que l'on consulte le plus dans la pratique, ne sont ni exclusivement vitales, ni exclusivement

organiques, ni exclusivement étiologiques, etc. ; mais elles
participent plus ou moins de ces divers caractères. Du reste,
ce serait se faire illusion que d'espérer établir une classification
fixe des maladies. Chaque jour, à l'aide du scalpel, de l'analyse
chimique, du microscope, de l'électricité, en un mot des divers moyens d'investigation et d'expérimentation, on décou-
vre des phénomènes inaperçus auparavant, et ces découvertes
jettent communément la perturbation dans les classifications
les mieux fondées. Qni nous dit que nous n'aurons pas bientôt
tout un ordre d'affections parasitaires, externes et internes ?
Quoi qu'il en soit, cette variabilité des classifications n'a pas
un grand inconvénient, quand on ne fait pas dépendre le traitement d'une maladie de la place qu'elle occupe dans un cadre nosologique. Elle a plutôt de l'avantage ; car elle oblige
le médecin à envisager les maladies sous un plus grand nombre d'aspects : Il n'est pas bon de les étudier dans un seul
auteur.

Indications curatives. — Ici, j'ai le regret de me trouver en désaccord avec un pathologiste qui a joui d'une
grande autorité. Chomel a dit : « Lorsque, par l'examen
attentif d'un malade, le médecin a reconnu le genre de
la maladie dont il est atteint, son caractère particulier, sa
marche, sa tendance vers une terminaison favorable ou funeste, les causes qui l'ont produite, son influence sur la santé,
etc., l'ensemble de ces circonstances montre, en quelque
sorte, le traitement qu'il doit suivre, et semble l'*indiquer* :
c'est là ce qu'on nomme *indication*. C'est dans le même sens
que l'indication est définie : *la manifestation fournie par la
maladie elle-même de ce qu'il convient de faire pour améliorer l'état d'un malade* (1).

Il y a dans ce passage une erreur capitale, qu'il importe de
bien éclaircir, parce qu'elle est la source d'une foule d'appréciations erronées. Il n'est pas vrai qu'une maladie manifeste
jamais par elle-même ce qu'il convient de faire pour améliorer

_____

(1) *Élém. de pathologie générale,* page 597.

l'état du malade. Nous avons déjà démontré péremptoirement que l'idée d'une maladie ne contient dans aucun cas l'idée du remède propre à la guérir ; je pourrais me dispenser de revenir sur cette démonstration ; mais je tiens à ne laisser aucun doute là-dessus, dans l'esprit du lecteur.

En quoi, je vous le demande, l'idée de la fièvre intermittentecontient-elle l'idée du quinquina ? En quoi le chancre vénérien contient-il l'idée du bichlorure hydrargyré ? Il suffit d'énoncer de pareilles propositions pour en faire toucher du doigt la fausseté. Mais il y a des circonstances où il nous semble, en effet, que la conception de la maladie renferme l'idée du moyen propre à la guérir : ainsi qu'un homme perde son sang par un vaisseau superficiel : voilà une indication qui paraît bien facile à remplir ; il ne s'agit que d'arrêter l'écoulement du liquide. Cependant que de moyens différents peuvent être opposés à cet accident si simple en apparence ! la compression, la ligature, les astringents, les réfrigérants, les teintures résineuses. Combien d'observations n'a-t-il pas fallu et de quelle expérience n'a-t-on pas besoin, pour discerner, dans certains cas, celui de ces procédés qui convient le mieux ? est-on fondé à dire, après cela, que dans ce dernier cas l'idée de la lésion renferme l'idée du moyen de la guérir ! Non, pas plus que dans les exemples précédents.

D'où vient donc, objectera quelqu'un, que la conception d'une maladie particulière réveille presque constamment dans l'esprit du médecin l'idée du traitement approprié ? De l'habitude que celui-ci a contractée, durant son éducation médicale, d'associer ces deux idées, en sorte que la première rappelle toujours la seconde : par exemple, l'idée de la fièvre intermittente, qui réveille inévitablement dans l'esprit d'un praticien de nos jours l'idée du sulfate de quinine, ne réveillait rien de pareil dans l'esprit d'Hippocrate ou de Galien, quoique ces deux grands médecins sussent bien diagnostiquer cette maladie. La considération de certains accidents scrofuleux, qui fait naître immédiatement la pensée des sels iodiques, ne suggérait rien de pareil, il y a un demi-siècle seulement.

On voit par ces exemples que la conception d'une maladie et celle de la médication qui lui est plus ou moins appropriée ne sont nullement unies dans notre esprit par un lien logique, mais seulement par la mémoire, par l'habitude que nous avons contractée de les unir. C'est ainsi que le mot υἱός, quoique n'ayant aucune liaison rationnelle avec l'objet qu'il représente, réveillera dans l'esprit d'un helléniste une idée précise, la même que le mot *filius* dans l'esprit d'un latiniste.

L'erreur que je combats ici consiste en ce que l'on a coutume de confondre deux opérations diverses de l'entendement humain : on attribue au raisonnement ce qui est un pur effet de la mémoire, une simple réminiscence.

Pinel a formulé le vrai problème de la nosographie dans cette phrase : Une maladie étant donnée, déterminer son vrai caractère et le rang qu'elle doit occuper dans un tableau nosologique (1). Cette formule, qui a excité bien des critiques, est pourtant d'une exactitude irréprochable. Il est incontestable que la nosologie, renfermée dans ses limites strictes, ne devrait contenir que l'histoire naturelle des maladies, depuis leur début jusqu'à leur terminaison, et la thérapeutique l'histoire des changements que les modificateurs artificiels impriment à la marche de ces mêmes maladies.

Mais on ne peut séparer d'une manière absolue ces deux branches de la science médicale : le nosologiste ne saurait passer entièrement sous silence le traitement des affections qu'il décrit, et le thérapeutiste est bien forcé de rappeler plus ou moins succinctement la description des cas pathologiques dont il trace le traitement. De là vient que nous contractons l'habitude d'associer ces deux ordres d'idées sans nous en apercevoir.

Dénomination et classification des médicaments. — Il n'est pas de partie de la science médicale qui ait été plus décriée que celle-ci ; on est allé, dans ces derniers temps, jusqu'à la comparer aux écuries d'Augias. Mais que lui reproche-t-on

____

(1) *Introd.*, page 4.

de si grave? d'avoir emprunté ses noms et ses classifications aux théories pathologiques qui ont régné à diverses époques. Eh bien! il en sera toujours de même, tant que la thérapeutique n'aura pas secoué le joug de la pathologie, tant qu'on ne s'en tiendra pas, pour l'emploi et la dénomination des médicaments, à la stricte observation, selon le conseil de Bichat, qui pourtant n'a pas suivi lui-même scrupuleusement ce conseil (1).

Il est juste d'observer que les auteurs modernes de matière médicale tendent à s'y conformer de plus en plus, et que, grâce à la méthode expérimentale ou empirico-rationnelle, qui prend tous les jours de l'extension, ils n'admettent guère dans leurs traités que les propriétés bien constatées des substances médicinales. Il me semble donc que cette branche de la science n'est pas en arrière des autres, et que, malgré l'impropriété de quelques termes et certaines défectuosités de classification, le praticien peut trouver aisément dans ces recueils tous les renseignements que la science possède sur les effets connus des agents thérapeutiques; c'est à lui ensuite de savoir en faire une saine application.

Conclusion.

Si je ne me trompe, nous avons atteint le but que je me proposais au commencement de cette lettre. Nous avons, je ne dis pas découvert, mais formulé un précepte universel de thérapeutique : *Traitez chaque maladie par les moyens qui ont le mieux réussi dans des cas analogues* (en tenant compte, bien entendu, de l'analogie nosologique et de l'analogie individuelle) ; et nous en avons déduit des méthodes de traitement qui embrassent toutes les opérations internes et externes de la médecine. Notre précepte est si évident qu'aucune secte, aucune école médicale ne lui refuse son adhésion ; il est si simple, si bien adapté à la nature de l'intelligence hu-

____

(1) *Anatomie générale, Considérations générales,* § 11.

maine, que les gens les plus grossiers le suivent instinctivement, et que les grands praticiens de tous les siècles l'ont proclamé d'une voix unanime.

Ensuite nous avons fait voir comment les principales branches de l'encyclopédie médicale se rattachent à ce principe
par un lien naturel, en concourant à sa mise en pratique d'une
manière plus ou moins directe.

Nous avons vu comment la nosologie était née de l'observation des faits particuliers ; comment bornée d'abord aux phénomènes superficiels, elle avait pénétré petit à petit dans l'intérieur de l'organisme à l'aide de l'anatomie, de la physiologie, de l'anatomie pathologique, de l'analyse chimique, etc.
Nous avons vu la pathologie générale, les théories physio-pathologiques, les classifications naître du besoin de considérer
les maladies sous leurs rapports généraux, après les avoir
étudiées dans les faits particuliers, afin de soulager la faiblesse
de notre entendement, incapable d'embrasser, sans un tel
secours, la multitude toujours croissante des observations de
détail.

Désormais, l'édifice scientifique de la médecine me paraît
assis sur un fondement solide, à l'abri des ébranlements
périodiques que lui imprimaient les révolutions incessantes
des théories physio-pathologiques , car il repose, non sur le
sol mouvant de l'observation extérieure, mais sur la nature
immuable de l'entendement humain, sur l'étude de ses modes
d'acquisition et de compréhension.

Post-scriptum. — Si on me demande pourquoi je n'ai pas
donné au système médical que je viens de développer, le nom
d'*éclecticisme*, qui pourrait lui convenir à certains égards,
ou celui de *vitalisme hippocratique,* dont il se rapproche
encore davantage, par la conception physiologique et pathologique, je répondrai que la thérapeutique étant le but suprême de la médecine, *ars medica est id quod est propter
therapeuticen*, et mon système ayant pour base l'axiome thérapeutique de l'empirisme, j'ai dû lui donner une dénomination tirée de cet axiome. Je n'ignore pas la défaveur qui s'atta-

che au mot *empirique* dans le langage vulgaire ; mais je sais aussi qu'en philosophie, il n'a qu'une acception très-honorable ; qu'il désigne une méthode scientifique très-générale, très-usuelle, que la physique et la chimie ont adoptée et qui gagne chaque jour du terrain dans la médecine.

Je n'ai pas cru devoir sacrifier la vérité, l'exactitude de la langue philosophique à un préjugé populaire. Il m'a semblé que, lorsque, un écrivain se faisait l'apologiste ou l'adversaire de l'empirisme, il ne pouvait être question que de l'empirisme raisonné, philosophique, non de l'empirisme aveugle, irrationnel, *de ce je ne sais quoi*, comme dit M. Bouillaud, *qui ne mérite pas de nous occuper ici* (1).

ARTICLE III. — OPINION DE LA COMMISSION ACADÉMIQUE ET RÉSUMÉ DE LA DISCUSSION.

§ I. — Opinion de la commission.

M. le docteur Gibert, organe d'une commission dont il faisait partie avec M. le docteur Jolly, après avoir discuté, avec la lucidité et l'indépendance qui le caractérisent, les principales considérations de ce mémoire, concluait en ces termes :

«Pour nous, nous le déclarons sans hésitation, nous croyons avec Hippocrate et avec M. Renouard, que ce n'est pas dans les théories tirées de l'analyse plus ou moins moléculaire de l'organisme humain que l'on trouvera jamais la clef de la thérapeutique, mais purement et simplement dans l'observation et l'expérience qui nous apprennent, indépendamment de toute notion anatomique, physiologique ou pathologique, que tel ou tel remède doit être employé dans telle ou telle maladie, parce qu'il a pour lui la sanction du temps et de l'expérience commune.

« Quoi qu'il en soit, par les questions qu'il soulève, par la

____

(1) *Essai sur la philosophie médicale.* Paris 1836, note de la page 308.

clarté qu'il jette, à l'aide d'une discussion historique et critique approfondie, sur les dogmes fondamentaux de la médecine, par l'esprit philosophique qui a présidé à sa rédaction,
par la simplicité même du principe thérapeutique qu'il
énonce..., le mémoire de M. Renouard se distingue de nos
travaux ordinaires et mérite une place honorable dans vos
publications.

« Nous vous proposons, en conséquence :

« 1° D'adresser une lettre de remercîments à l'auteur ;

« 2° De renvoyer son travail au comité de publication. »

Après une discussion brillante, qui se prolongea durant
plusieurs séances, entre MM. Bouillaud et Gibert, les conclusions du rapport furent adoptées, le 16 août 1859.

Que faisaient pendant ce temps-là tant d'orateurs à l'élo-
cution facile, qu'on voit en toute occasion empressés d'étaler
leurs théories.

Conticuere omnes intentique ora tenebant !

En vain M. Bouillaud leur reprocha avec autant de force
que de raison leur indifférence en fait de doctrine, c'est-à-dire
en *religion médicale.*

Rien ne put les faire sortir de leur mutisme. D'où il me
semble qu'on est en droit de conclure que beaucoup de ces
messieurs aiment à exposer leurs idées doctrinales, lorsqu'il
s'agit de toute autre chose que de doctrine, comme il est
arrivé, en 1855, dans la discussion sur le traitement de la
variole ; en 1860, à l'occasion de l'emploi du perchlorure
de fer dans le purpura ; en 1861 à propos de la congestion
apoplectiforme ; et bien d'autres fois encore.

§ II. — Résumé de la discussion académique.

Je ne signalerai dans ce résumé que les dissidences fondamentales qui séparent la doctrine de l'éminent professeur
de la Charité de celle que j'ai émise dans mon mémoire et
à laquelle la commission de l'Académie a donné son plein
assentiment.

Nous avons dit, M. Gibert et moi :

« Quand on y réfléchit mûrement et sans prévention, on reconnaît bientôt qu'une idée pathologique, c'est-à-dire la représentation mentale d'une maladie, si complète qu'elle soit, ne saurait jamais contenir l'idée ou l'indication du remède propre à la guérir, avant qu'on ait tenté quelque essai pour s'éclairer à ce sujet. L'épreuve clinique seule nous fournit des renseignements positifs sur la valeur des moyens thérapeutiques. Tant qu'un agent curatif n'a pas encore subi cette épreuve, on ne peut former sur son efficacité que des conjectures plus ou moins probables. »

A cette doctrine M. Bouillaud oppose la suivante (1) :

« 1° Dans l'ensemble des opérations intellectuelles nécessaires à la construction de l'édifice thérapeutique, la première de toutes, celle sans laquelle les autres seraient comme non avenues, c'est, la maladie étant donnée, l'*invention* du remède. Cette opération suppose une faculté intellectuelle spéciale, vraiment supérieure, qui, portée à son plus haut degré de développement, est connue sous le nom de *génie inventif*. C'est à ce génie, l'un des plus beaux dons du Créateur, que toutes les sciences et tous les arts doivent, en dernière analyse, et leur origine et leurs progrès.

« 2° Il y a entre la notion claire et distincte d'une maladie et son traitement une connexion tellement intime, un rapport logique tellement essentiel et évident à la fois que, la première étant donnée, l'idée ou la conception du remède en découle comme une sorte de corollaire, et *réciproquement...* »

Voilà, Messieurs, l'antagonisme bien nettement établi entre la doctrine que M. Gibert et moi nous avons développée et celle que M. le professeur Bouillaud enseigne ; entre l'empirisme raisonné ou l'empiri-méthodisme, d'une part, et le rationalisme, le dogmatisme, d'autre part.

D'abord, on remarquera que nous n'envisageons pas la pra-

____

(1) Voyez le *Bulletin de l'Académie impériale de médecine*, t. XXIV, 1859, pages 1158 et suivantes.

tique de la médecine sous le même aspect que M. Bouillaud : nous pensons que, lorsque le médecin a bien examiné son malade et reconnu, autant que possible, toutes les circonstances de la maladie, il ne lui reste plus qu'à ordonner le traitement qui lui paraît le mieux approprié au cas pathologique qu'il a sous les yeux. Or, pour cela, que doit-il faire ?

Selon nous, chercher dans sa mémoire, répertoire vivant de matière médicale, ou dans ses livres, s'il en a la commodité, le remède, le traitement qui, d'après son expérience et celle des maîtres, a été reconnu le plus efficace dans des cas analogues. C'est là que se montre ce qu'on a nommé le tact médical, le talent de l'artiste ; or, il n'y a dans cette opération qu'un acte de mémoire et de jugement, mais rien de semblable à une invention, à une découverte. Ce n'est que dans des cas extrêmement rares, des cas tout à fait exceptionnels, que le praticien est obligé de recourir à cette faculté que M. Bouillaud nomme le *génie inventif.* Car, pour quiconque a bien étudié les monuments du temps passé, il se présente bien rarement dans la pratique des cas entièrement nouveaux.

Selon M. Bouillaud, la fonction du thérapeute consiste premièrement et principalement dans l'*invention des remèdes* ; il place cette condition en tête de toutes les autres. Elle fait le sujet de sa première proposition ; il y revient dans la quatrième, et dans mainte autre partie de son discours ; elle constitue une des bases de son argumentation contre nous, comme on va s'en convaincre par quelques citations.

On lit (§ X de son discours) : «Il faut donc, dans une maladie donnée, trouver le *remède*, c'est-à-dire les *juvantia* et les *lœdentia.* Or, comment trouver ce remède ? telle est la question, trouver le remède ! entendez-vous bien, Messieurs ? On ne saurait trop répéter la question, vous ne pouvez livrer le remède au *criterium*, à la pierre de touche, au *sacrement* de l'expérience qu'après l'avoir *cherché* et trouvé.

« Comprenez donc, une fois pour toutes, que ce précepte : *traiter chaque maladie par les moyens qui ont le mieux réussi dans des cas analogues*, ne résout pas la question fondamentale qui nous occupe. Il ne fait que la reculer. En effet, ce précepte, excellent en lui-même, je le répète, et dont M. Renouard reconnaît avec modestie qu'il n'est pas l'auteur, *l'inventeur*, ce précepte suppose des remèdes déjà *connus*, déjà *trouvés*, déjà *inventés* pour des cas analogues à ceux auxquels il nous prescrit de les appliquer. Or, il s'agit précisément de savoir comment ces *moyens*, ces remèdes ont été *originairement* connus, trouvés, *inventés*..., etc., etc. »

Enfin, M. Bouillaud se résume et conclut en ces termes :

« Ainsi que le reconnaît lui-même M. Renouard, le *principe thérapeutique* qu'il propose n'est rien moins que nouveau; il remonte même à une époque fort reculée. Donc, s'il renfermait en lui le précieux privilége de tout concilier, de satisfaire à tout, il y a longtemps que les disputes auraient disparu du monde médical, et ce principe lui-même ne serait pas aujourd'hui l'objet d'une dispute nouvelle. Ajoutons que ce principe suppose déjà *trouvés* les remèdes qu'il s'agit précisément de chercher et de *trouver*. Sans doute, une maladie étant donnée, dont on connaît le remède, il faut, dans un nouveau cas de cette maladie, recourir au remède connu et consacré par l'expérience. Mais la vraie question que nous agitons avec MM. Renouard et Gibert est, non pas d'appliquer un remède déjà *trouvé* et connu, mais dans une maladie donnée, et dont on ne connaît pas encore le remède, de *trouver* ce remède. Il est clair comme la géométrie, comme la lumière, qu'ici le principe *a juvantibus et lædentibus* reste sans application possible..... »

Sur ce terrain de *l'invention des remèdes*, M. Bouillaud s'en donne à cœur-joie, il s'y arrête et il y revient avec complaisance; il y triomphe, et il a beau jeu pour cela; car nous n'avons pas écrit un mot qui ait trait à un pareil sujet. Aussi, notre spirituel rapporteur a pu répondre fort judicieusement dans une réplique improvisée, que les arguments de son habile contradicteur passaient par dessus nos têtes.

En effet, nous n'avons jamais eu la pensée de tracer une

méthode *d'invention, de découverte* des remèdes. Nous laissons cette glorieuse tâche à de plus hautes intelligences que la nôtre, à des hommes d'élite, comme Bacon, Descartes et M. Bouillaud. Nous avouons *sans modestie* que nous n'avons voulu tracer qu'une règle de pratique médicale, une méthode d'application ou de vérification des remèdes déjà *trouvés, inventés, imaginés, conçus.* Il n'est donc pas étonnant que nous étant proposé un but, je ne dis pas opposé, mais différent de celui que le savant professeur a voulu atteindre, nous ayons suivi une route divergente de la sienne.

Quant au principe *contraria contrariis curantur,* nous croyons nos lecteurs assez édifiés sur son peu de valeur, pour n'avoir pas besoin de recommencer une dissertation sur ce point. Néanmoins, comme M. Bouillaud a fait valoir, en désespoir de cause sans doute, une considération à laquelle je n'avais pas songé, je vais jeter un coup d'œil sur elle, afin que ma réfutation ne laisse rien à désirer. Cette considération, bien légère à mon avis, est tirée de la nomenclature des médications et des médicaments, qui, dit-il, consacre depuis des siècles, la vérité incontestée de l'axiome des contraires. « N'est-ce pas, dit-il, d'après ce principe, qu'ont été créés les mots *anti-phlogistique, anti-septique, anti-spasmodique, anti-vénérien,* etc., etc. ? »

Personne, ce me semble, ne serait moins en droit que M. Bouillaud, de s'appuyer sur une telle considération, lui qui, après Bichat, trouve cette nomenclature si défectueuse, si indigne d'une science exacte. Cependant il la mentionne dans sa troisième proposition, au commencement de son discours; il y revient à la fin du § X ; il y insiste dans sa conclusion. Voyons donc ce que vaut l'initiale *anti,* placée devant certains noms de médicaments ou de médication : elle vaut, si je ne me trompe, ni plus ni moins que la terminaison *fuge* ou *agogue.* Ainsi, *anti-périodique* signifie un médicament employé contre les affections caractérisées par la périodicité, comme *fébrifuge* signifie un médicament usité contre la fièvre intermittente. Ainsi, *anti-helminthique* est synonyme de *helminthagogue* et de *vermifuge* ; *anti-hydropique*, peu usité, est synonyme d'*hydragogue*.

Si pour les gens étrangers à la science, qui ne regardent qu'à la superficie des choses, l'initiale *anti* indique une opposition réelle, directe entre la maladie et le remède, cela provient, selon la remarque très-juste de M. Becker, de la manière mécanico-chimique dont on se représente les objets dans la physiologie et la pathologie. « Ce mode de représentation, dit-il, bien que réfuté de différentes façons dans ses formes primitives et grossières, et remplacé par la médecine organique, se reproduit fréquemment dans l'histoire médicale sous d'autres apparences moins tranchées, et, ce semble, plus scientifiques.

M. Bouillaud assure qu'il existe nécessairement un rapport logique entre la maladie et le remède, et il invoque à ce propos l'autorité de l'auteur de l'*Esprit des lois*. Nous voulons bien croire qu'un rapport quelconque existe entre ces choses, la maladie, le remède, la guérison ; mais nous nions que la nature de ce rapport soit perceptible à notre entendement ; et nous avons pour nous l'avis des plus grands philosophes modernes et de la plupart des médecins qui ont médité sérieusement cette question.

Nous disons aux dogmatistes de toutes les sectes, vitalistes ou organiciennes : Vous prétendez qu'il existe un antagonisme entre la maladie et le remède qui guérit. Eh bien ! les homœopathes affirment qu'il y a similitude d'action ; ils pensent que la particule médicamenteuse va s'unir par affinité à la molécule morbifique ; et, la neutralisant, rétablit le libre exercice de la fonction.

Que répondrez-vous à ces subtilités ? avez-vous suivi, les uns ou les autres, la particule médicamenteuse et la molécule morbifique au sein de l'économie pour voir si elles se neutralisent par opposition ou par affinité ? ne comprenez-vous pas que ce sont là de pures fictions, bonnes tout au plus pour abuser un public ignorant par une fausse apparence de savoir, mais indignes d'un praticien éclairé et honnête !

J'en étais là de mon résumé, et je comptais bien ne pas le pousser plus loin lorsque, ayant ouvert le livre de M. Louis Peisse (1), mes yeux tombèrent par hasard sur le neuvième paragraphe, où l'auteur traite *des questions de méthodologie et de doctrine.* Je fus aussi surpris que charmé de voir que plusieurs de ces questions, quoique envisagées d'un autre point de vue que le mien, étaient résolues dans le même sens. Je ne saurais donc résister à la tentation de faire quelques emprunts à ce livre, qui renferme, sous une forme sans prétention, des maximes d'une saine philosophie.

Voici ce que dit M. Peisse : « Un grand philosophe allemand, Kant, écrivait : « Les jurisconsultes cherchent encore « une définition de l'objet même de leur science, *le droit.* » Les médecins sont, à ce qu'il paraît, aussi dans le même cas. Ils cherchent encore la définition de la maladie. Nous avons en ceci beaucoup de compagnons d'infortune. Les physiciens, les chimistes, les mathématiciens ne sont pas plus avancés que les jurisconsultes. Seulement ils ont le bon esprit de ne pas tant s'inquiéter de cette difficulté. Ils savent, ou du moins ils font comme s'ils savaient que les trois quarts des choses que l'esprit humain affirme et nomme ne sont pas susceptibles de *définition.* Mais ce qu'on ne peut pas définir, on peut toujours le désigner, la définition suppose la désignation, et la *désignation* se fait par le nom. Toute chose nommée est, *ipso facto,* une chose connue. — Car comment nommerait-on l'inconnu ? — Et toute chose connue existe d'une manière quelconque. Quand je prononce les mots vie, activité, mouvement, espace, cause, droit, corps, matière, esprit, homme, animal, je m'entends, et je me fais entendre, quoique ni moi, ni les autres ne soyons en état de définir ces notions et leur objet. Ces noms ne sont pas le nom de rien : les idées qu'ils expriment

______

(1) *La médecine et les médecins, philosophie, doctrines, institutions, critiques, mœurs et biographies médicales.* Paris, 1857, tome I, page 200.

sont l'idée de quelque chose. Otez ces mots et la notion qu'ils portent avec eux et les choses représentées par ces notions, et vous faites immédiatement le vide absolu, non-seulement dans la science, mais encore dans l'esprit humain.

« La maladie est un de ces mots, une de ces idées, une de ces choses indéfinissables, et pourtant parfaitement intelligibles. A ceux qui s'avisent de demander encore avec Galien : *Quid est morbus ?* on peut répondre : C'est ce que vous savez. Essayez de développer le contenu de la notion, et vous ne ferez que l'obscurcir. Si on dit avec Fernel et toute l'antiquité hippocratique et galénique : *Morbus est affectus contra naturam corpori insidens*, ou d'après la dernière version de M. Gerdy : « Elle consiste dans des choses qui doivent être distinguées. Elles consistent dans des troubles fonctionnels, plus ou moins pénibles et dangereux, de quelques heures de durée, au moins essentiels ou symptomatiques, simples ou complexes (1). » on ouvre immédiatement un abîme de difficultés. Il faudra, dans la première définition, expliquer l'*affectus* et le *contra naturam*, et ce ne sera pas une petite affaire. Dans la seconde, c'est bien pis encore ; les difficultés s'y accumulent en raison directe du nombre des déterminations.... »

S'il est impossible de définir la maladie, conçoit-on qu'on ait prétendu fonder sur cette définition ou ces définitions les bases de la thérapeutique ? n'ai-je pas eu cent fois raison de soutenir que les règles qu'on déduisait de ces définitions étaient insuffisantes, ou fausses et illusoires ?

Plus loin, M. Peisse (2) dit : « M. Auber, nous ne l'apprenons à personne, est un esprit élevé et philosophique, auquel toutes les hautes questions de la science médicale sont familières, et qui les a traitées avec autorité et talent dans plusieurs ouvrages justement estimés. Malgré son vif attachement pour le vitalisme, attachement que nous comprenons d'autant

____

(1) *Bulletin de l'Académie de médecine.* Paris, 1855, tome XX, page 730.

(2) *La médecine et les médecins,* tome I, page 229.

mieux que nous serions nous-même enclin à le partager, s'il
fallait absolument choisir ; il ne peut se dissimuler cependant
que cette doctrine, telle qu'elle est ordinairement posée, dans
un antagonisme absolu avec l'organicisme, n'a pas toute la
solidité réclamée par une logique sévère. Il reconnaît même
expressément qu'elle n'est qu'une des moitiés du tout. « En
médecine, dit-il, en physique, en philosophie, en tout, on retrouve forcément cet antagonisme accablant : l'esprit et la
matière, le corps et l'âme, le mouvement et l'inertie, l'organe
et la fonction, la vie et la mort. Mais il ne se dresse ainsi en
antithèse dans notre entendement que par suite d'un effort de
la pensée, qui, dans sa fatigue et son impuissance, cherche
toujours à tout diviser, même jusqu'à l'unité absolue, énigme
sublime du Créateur. Ainsi donc le vitalisme et l'organicisme
se résoudront *un jour* dans une splendide unité qui absorbera
la raison des deux systèmes. » On ne saurait mieux parler.
C'est là le vrai point de la question. Nous ajouterons seulement que, pour atteindre un jour à ce point d'indifférence où
les deux systèmes se trouveront absorbés dans une conception
plus haute, il faut d'abord qu'ils cessent l'un et l'autre de se
quereller et de s'injurier. Il faut surtout que chacun abdique
toute prétention, avouée ou secrète, de dominer dans la fusion
future. La combinaison désirée ne peut se faire qu'à la condition de ce renoncement absolu ; il faut, en un mot, qu'ils perdent leur forme, leur essence logique, et jusqu'à leur nom.
Sans cette mort volontaire, il n'y a rien de fait. » Ainsi parle
M. Peisse.

L'entendez-vous, amis lecteurs ? *Il faut que le vitalisme
et l'organicisme perdent leur forme, leur essence logique et
jusqu'à leur nom*, pour que ces deux systèmes puissent se résoudre en une splendide unité qui absorbe leur raison d'être
dans une conception plus haute. —Quelle est la raison d'être
du vitalisme et de l'organicisme? C'est leur prétention mal
fondée de s'imposer à la médecine, de servir de base à la thérapeutique. Otez-leur cette prétention, comme j'ai tenté de le
faire à l'instant, vitalisme et organicisme cesseront de se que-

reller, de s'injurier ? — La conception plus haute, si vainement cherchée par les philosophes et les physiologistes, est empreinte dans l'instinct de l'homme. Quelques médecins, à toutes les époques de l'histoire, ont su la reconnaître et l'indiquer ; mais, faute par eux de l'avoir suffisamment développée, elle a été méconnue par beaucoup d'autres. Elle est formulée dans cet axiome si simple : *Traitez chaque maladie par les moyens qui ont le mieux réussi dans les cas semblables;* formule qui supprime, en effet, la raison d'être et jusqu'au nom du vitalisme et de l'organicisme.

Revenant ensuite sur la thèse déjà énoncée, que *l'organicisme et le vitalisme ne sauraient ni se concilier, ni subsister ou périr isolément,* M. Peisse assure qu'on s'efforcerait bien vainement de fondre les deux systèmes en un seul, par voie d'épuration et de combinaison, comme quelques-uns l'ont essayé, en prenant dans chacun ce qu'il paraît avoir de vrai et rejetant ce qu'il a de faux ou de douteux, ou d'exagéré. « Ce procédé éclectique, dit-il, conseillé par un esprit d'accommodement, très-louable au point de vue moral, est tout à fait illusoire au point de vue rationnel et scientifique. Il n'y faut plus penser, ainsi que l'a parfaitement démontré M. Parchappe dans un excellent discours à l'Académie (1). » M. Peisse conclut de nouveau, comme précédemment, que la seule solution rationnelle possible est le rejet de l'un et de l'autre système, et leur neutralisation ou absorption dans une conception supérieure.

« C'est vers cet idéal scientifique, dit-il, que doit tendre et tend la spéculation. Ce n'est que devant ce tribunal d'une forte doctrine unitaire, que le vitalisme et l'organicisme, l'animisme et le chimisme, le dynamisme et le mécanicisme, Paris et Montpellier, pourront abdiquer leurs prétentions, déposer les armes, et se retirer dos à dos, dépens compensés. Jusque-là ces disputeurs éternels occuperont la scène médicale sans pouvoir jamais ni se vaincre, ni faire la paix. Mais où est cette doctrine dont nous parlons si à notre aise? »

(1) *Bulletin de l'Académie de médecine,* 1853, tome XX, page 742.

Ne dirait-on pas que j'ai voulu répondre à cette dernière question en écrivant mon mémoire, et que je me suis attaché à remplir scrupuleusement toutes les conditions du problème posé ci-dessus ? N'ai-je pas démontré d'abord par des arguments sans réplique que les vitalismes et les organicismes de toute nuance sont incapables de constituer la science médicale sur une base solide et suffisamment extensible pour embrasser l'ensemble des procédés de l'art de guérir dans leur développement présent et futur ?

N'ai-je pas ensuite posé un axiome, *accepté de tout le monde*, et fait voir clairement que, dans son évolution naturelle, cet axiome renfermait le germe de toutes les branches de la science médicale jusqu'à leurs dernières ramifications ?

§ III. — Discussion sur les doctrines médicales à l'occasion du perchlorure de fer.

Je disais dans mon mémoire et j'ai répété dans cette lettre (page 155) : « Il faut au praticien une foi médicale... « On a beau vouloir écarter les questions de principes ; elles se représentent sans cesse ; elles renaissent à tout propos ; elles nous assiégent, pour ainsi dire ; nous ne pouvons les éviter, tant qu'on ne leur a pas donné satisfaction. »

Ce que j'avais prévu et annoncé n'a pas tardé à se vérifier. Un an ne s'était pas écoulé depuis que ces paroles avaient été prononcées devant l'Académie, qu'une discussion longue et animée s'ouvrait de nouveau dans son sein sur les questions les plus sublimes, les plus ardues de la physiologie, à l'occasion de l'emploi du perchlorure de fer dans le pourpre hémorrhagique.

Le rapporteur, M. Devergie, avait dit : « Nous croyons que les préparations ferrugineuses agissent de deux manières : et par transport dans le sang qu'elles tendent à reconstituer, et par leur action directe et stimulante sur les organes, auxquels elles impriment plus d'énergie (1). »

____

(1) *Bulletin de l'Académie de médecine*, 1860, tome XXV, page 698.

Cette interprétation, tout hypothétique qu'elle est, représente assez exactement ce qu'on observe à la suite de la
médication ferrugineuse. Cependant elle a révolté l'empirisme
un peu trop radical de M. Trousseau, qui a déclaré ne vouloir
ni d'elle, ni d'aucune autre. « Eh bien, s'est écrié l'ex-profes-
seur de thérapeutique, si vous considérez que la plupart des
agents de la matière médicale exercent une action sur le système nerveux, vous accepterez l'immense difficulté de l'interprétation, vous ne vous hâterez pas d'expliquer par des réac-
tions purement chimiques, ou par l'intervention d'une force
vitale indépendante des tissus vivants, ce qui se passe dans
l'organisme. Vous deviendrez plus humble dans vos explications, et vous aurez le courage de confesser votre ignorance.

« La thérapeutique sera d'autant plus près de la vérité, que
l'on se décidera plus franchement à confesser son ignorance
relativement au mode d'action intime des remèdes, et que
l'on étudiera plus spécialement chaque médicament : ce qui
n'exclut ni la spontanéité de la direction primitive des expériences que l'on doit conduire, et qui ne doivent pas nous
conduire, ni la sagacité dans la recherche, ni même les déduc-
tions philosophiques (1). »

Puisque M. Trousseau est franchement empirique (et j'entends ce mot dans son acception philosophique la plus honorable), il devait se tenir ferme sur le terrain de la thérapeutique,
qui était en même temps celui de la question, il devait
s'abstenir de toute excursion dans le domaine de la physiologie,
et particulièrement de la physiologie transcendante. Si
M. Trousseau avait su éviter cette digression malencontreuse,
il aurait obtenu probablement un beau succès. Peut-être aurait-
il réuni l'unanimité des suffrages ; mais à défaut de l'unanimité, il aurait eu du moins pour auxiliaires, parmi les orateurs qui lui ont succédé, M. Gibert et M. Malgaigne, lesquels
en effet, après leur profession de foi nettement vitaliste, ont

(1) *Bulletin de l'Académie de médecine,* tome XXV, 1860, pages 744.
745.

conclu dans le même sens que **M. Trousseau**, comme je le ferai voir tout à l'heure par des citations textuelles.

Celui-ci du reste n'a pas eu à se louer de son épisode physiologique. Il a été si peu clair, si ambigu dans son premier énoncé, lui dont la parole est ordinairement facile et limpide, que de tous les côtés, dans la presse, comme à la tribune, des voix se sont élevées pour le sommer de s'expliquer catégoriquement.

Enfin, après avoir eu plusieurs semaines pour réfléchir, **M. Trousseau**, sur une interpellation directe de **M. Bouillaud**, a fait la déclaration suivante :

« Je crois qu'il n'y a chez l'animal vivant aucune manifestation qui ne suppose un *substratum*, c'est-à-dire un tissu ou un organe.

« *Je suis donc organicien.*

« Je crois, avec Descartes, que le principe immatériel et libre n'a chez l'homme (et j'ajouterai chez les animaux) rien à faire avec les fonctions nutritives, ou ce que **M. Dolfus** a si spirituellement appelé le pot au feu de l'économie : *je ne suis donc pas animiste* au point de vue physiologique.

« Je crois que la matière vivante, animale ou végétale, a des manifestations qui lui sont propres, qui n'appartiennent qu'à elle. Je les appellerai, faute de mieux, forces vitales ou propriétés vitales : *je suis donc vitaliste* (1). »

La profession de foi psycho-physiologique de **M. Trousseau** ayant été l'événement nouveau de cette discussion, j'ai dû m'y arrêter d'une manière toute spéciale. Quant aux discours des autres orateurs, quel qu'en soit le mérite, j'en dirai peu de chose, parce qu'ils ne renferment rien ou à peu près rien dont leurs écrits et leurs discours précédents ne nous eussent instruits.

Ainsi **M. Poggiale** nous a entretenus d'une multitude de phénomènes qui s'accomplissent dans l'économie vivante et dont

______

(1) *Bulletin de l'Académie de médecine,* séance du 17 juillet 1860, tome **XXV**, page 837.

la chimie nous révèle, sinon le mécanisme intime, du moins
la loi de succession et certaines conditions matérielles de leur
manifestation (1).

Ainsi M. Piorry a insisté sur la nécessité d'étudier l'action
des agents thérapeutiques et hygiéniques, non-seulement sur
l'organisme en général, mais encore sur chaque appareil,
chaque tissu en particulier (2).

M. Bouillaud, tout en affirmant qu'il est impossible de nier
le concours des forces physico-chimiques dans les fonctions de
l'économie, a reconnu qu'il se passe au sein de l'organisme
vivant des phénomènes psychologiques et autres qu'on ne saurait attribuer à cet ordre de forces, et pour la production desquels il faut admettre nécessairement la présence d'un agent
supérieur, d'une force régulatrice dont le mode d'union avec
l'organisme nous échappe. « En dernière analyse, a-t-il dit,
il me reste une inconnue. Je vois bien que l'homme, la plus
belle matière qui soit sortie des mains de la Divinité, est doué
de facultés qui ne sont qu'à lui ; qu'il y a en lui quelque chose
qui préside aux phénomènes de l'économie vivante, et en particulier au fonctionnement de son système nerveux. Mais quel
est cet agent suprême ? Dans quels rapports précis se trouve-
t-il placé à l'égard de l'organisme? Je l'ignore (3). »

M. Gibert a tranché la question, en disant : « L'union de
l'âme avec le corps est un mystère et restera telle, malgré
tous les efforts des savants pour l'éclaircir et la pénétrer (4). »

M. Malgaigne a réfuté péremptoirement l'opinion de
ceux qui nient l'existence d'une force vitale dans l'organisme
vivant. Il nous a montré cette force tantôt se surajoutant à la
matière brute par l'acte de l'assimilation ; tantôt se séparant
du corps organisé lui-même, qui prend alors le nom de cadavre, et devient la proie des forces physico-chimiques ; tantôt

---

(1) *Bulletin de l'Académie*, séances du 12 et du 19 juin 1860.
(2) Séances du 26 juin et du 10 juillet.
(3) Séance du 17 juillet.
(4) Séance du 24 juillet.

enfin s'accumulant dans l'organisme, à la façon en quelque sorte de l'électricité.

Après cette brillante excursion dans le champ de la physiologie transcendante, l'orateur a conclu en véritable praticien : « Il faut espérer, a-t-il dit, que les médecins arriveront enfin à reconnaître que la première condition d'une observation sérieuse, c'est de ne pas abandonner son sujet propre, pour s'égarer sur les objets voisins ; que l'anatomie, la physiologie, la chimie peuvent apporter d'utiles secours à la pathologie, mais ne sauraient constituer la pathologie même ; que l'anatomie pathologique en fait partie, mais non pas même la partie la plus importante ; et qu'en définitive, *l'objet essentiel de la médecine étant l'homme vivant et malade, c'est l'homme vivant et malade qu'il faut, avant tout, après tout et par-dessus tout, étudier* (1). »

M. Gibert avait exprimé la même pensée en d'autres termes, quelques instants auparavant, quand il assurait que « tout l'art de traiter les maladies peut être affranchi des théories physiologiques et pathologiques, puisqu'il ne repose, en définitive, que sur l'empirisme, c'est-à-dire sur l'observation pure et simple des bons ou des mauvais effets de telle ou telle médication dans tel cas donné (2). »

Maintenant, si on demandait à M. Devergie, à M. Trousseau, à M. Poggiale, en un mot, à chacun des orateurs qui ont pris part à la discussion sur le perchlorure de fer, comment il traiterait une personne atteinte de pourpre hémorrhagique ou de chlorose, ils répondraient tous unanimement qu'ils emploieraient les ferrugineux et un bon régime.

Si l'on demandait à ces messieurs comment ils traiteraient un individu atteint de fièvre intermittente sans complication, ils répondraient avec la même unanimité, par le quinquina.

Enfin, si on leur adressait la même question au sujet de la syphilis, des scrofules et de quantité d'autres maladies pour

(1) *Bulletin de l'Académie*, séance du 24 juillet 1860.
(2) Même séance.

lesquelles nous avons le bonheur de posséder des médications qu'une longue expérience a consacrées, on obtiendrait le même accord dans leurs réponses.

Ainsi donc il y a des maladies sur la thérapeutique desquelles l'opinion des médecins est à peu près uniforme.

Pourquoi donc, si on interroge ces médecins touchant la nature des mêmes maladies et touchant le mode d'action des remèdes qu'on leur oppose, pourquoi, dis-je, leurs réponses sont-elles souvent dans un complet désaccord, comme il est arrivé dans la discussion sur le perchlorure de fer? D'où vient. dans certains cas, cette conformité d'opinions relativement au point essentiel de la thérapeutique, le *choix du remède*, et cette extrême divergence relativement à un point accessoire, le *mode d'action de l'agent curatif?*

De ce que, sur le premier point, le *choix du remède*, on se décide d'après l'observation clinique pure et simple, c'est-à-dire d'après l'empirisme, la synthèse, tandis que, sur le second point, le *mode d'action de l'agent curatif*, on est obligé de s'en rapporter à l'analyse physiologique, c'est-à-dire, le plus souvent à un aperçu simplement rationnel, idéal.

L'empirisme, en envisageant le sujet de la médecine, le corps vivant et malade, dans son ensemble, d'une manière synthétique, nous conduit plus sûrement à la vérité pratique, aux règles de l'art. Mais il s'arrête à la surface des choses; il ne satisfait pas notre curiosité naturelle; il la réprime.

Le rationalisme, au contraire, divise le sujet de la médecine, le corps vivant et malade, pour mieux étudier chacune de ses parties, au moyen de l'anatomie, de la physiologie, de la chimie, de l'anatomie pathologique, etc. Il nous fait pénétrer plus profondément dans la nature des choses. Mais il nous expose davantage à l'erreur, en nous habituant à considérer trop exclusivement une ou quelques-unes des parties du tout, et à supposer une prépondérance exagérée à celles dont nous nous occupons plus particulièrement.

Les médecins rationalistes abusèrent étrangement de l'analyse, et surtout de l'analyse mentale.

Témoins de leurs nombreuses erreurs, les anciens empiriques proscrivirent ce mode d'investigation d'une manière trop absolue, et leur doctrine fut condamnée comme trop superficielle.

L'empirisme moderne, que l'on nomme empirisme rationnel et que j'appelle d'un seul mot *empiri-méthodisme,* loin de repousser les lumières de l'anatomie, de la physiologie, etc., se les approprie; mais, afin de n'accorder à aucune de ces sciences analytiques une prépondérance exagérée, il soumet leurs produits au contrôle de l'observation clinique, c'est-à-dire synthétique.

Il tolère même l'analyse purement idéale ou rationnelle, à titre de simple hypothèse, de conjecture, que l'observation ultérieure peut ou confirmer ou infirmer. Ainsi, dans la discussion actuelle sur l'action du perchlorure de fer, rien n'empêche d'accepter la théorie de **M.** Devergie, comme une hypothèse qui retrace assez exactement à l'imagination les principaux phénomènes qu'on observe après l'administration de ce médicament, savoir, un accroissement d'énergie dans certaines fonctions organiques et une modification dans les éléments du sang.

Cette explication, tout hypothétique qu'elle est, vaut mieux que l'absence complète d'interprétation ; car elle donne à l'esprit une satisfaction dont il a besoin, et dont il se contente provisoirement. Mais on aurait tort d'en tirer une règle de conduite ou des indications curatives en dehors de l'observation clinique, c'est-à-dire de l'empirisme, de la synthèse.

Condillac, j'en conviens, a célébré exclusivement l'excellence de la méthode analytique ; mais Barthez fait observer avec raison que, sous le nom de méthode analytique, ce philosophe comprenait tout à la fois l'analyse et la synthèse (1).

Si maintenant quelqu'un vient nous dire que l'empirisme

_____

(1) *Nouveaux Éléments de la science de l'homme,* discours préliminaire, note 4ᵉ.

n'est ni un système, ni une méthode, nous nous contenterons, pour toute réponse, de le renvoyer à l'étude de l'histoire de la médecine et de la philosophie.

ONZIÈME LETTRE.

LES DOCTRINES DEVANT LES FACULTÉS DE MÉDECINE.

§ I. — Faculté de Paris.

La faculté de médecine de Paris offre à peu près le même spectacle que l'Académie. Toutes les doctrines y ont leurs représentants, et aucune d'elles n'y exerce une prépondérance très-marquée, si ce n'est peut-être le scepticisme, père de l'indifférence. Cependant deux hommes de génie, Bichat et Broussais, y ont laissé, dans la première moitié de ce siècle, les traces de leur passage ; mais le premier mourut trop jeune pour avoir eu le temps d'épurer sa doctrine au creuset de l'expérience ; et le second s'est signalé bien plus par les erreurs qu'il a combattues que par les vérités qu'il a fondées. Tous les deux, dédaigneux du passé qu'ils n'avaient pas assez médité, s'imaginèrent pouvoir établir quelque chose de solide en rompant avec la tradition ; mais leur édifice systématique, privé de racines profondes, s'est écroulé promptement au souffle de la critique. Néanmoins, Bichat a tracé un modèle d'analyse anatomo-physiologique (1) qui a inspiré beaucoup de travaux très-estimables, et l'on peut dire que son esprit règne encore dans l'École de Paris.

§ II. — Faculté de Montpellier.

Cette Faculté célèbre prend à juste titre le surnom de *moderne Cos ;* attendu que, mieux qu'aucune autre, elle con-

---

(1) *Anatomie générale appliquée à la médecine et à la physiologie.* Paris, 1831, 4 vol. in-8°.

serve religieusement le dogme de l'autocratie de l'organisme vivant, dogme qui domine, comme on sait, toute la doctrine hippocratique, sous les noms de *nature*, d'*énormon*.

A la fin du dernier siècle et au commencement de celui-ci, un homme de science et de génie, Barthez, se flatta de rattacher à cette tradition hippocratique toutes les acquisitions de la science médicale, sous le titre de doctrine du principe vital. Personne n'était plus capable que lui d'opérer cette puissante synthèse. Aussi l'École de Montpellier y est-elle restée fidèlement attachée et n'y a fait que des changements de détail indiqués par les progrès de la science. Nous allons suivre cette doctrine dans sa transformation la plus récente.

Physiologie. — « Nous reconnaissons dans l'homme, dit M. le docteur Quissac :

« 1° L'âme (sens intime des écoles) ;

« 2° La force vitale (principe de vie, nature, archée);

« 3° Des organes, qui sont ou solides ou liquides (1).

« Mais en quoi consiste cette force vitale? Est-ce un fluide impondérable, comme le calorique, l'électricité? Est-ce un gaz? Est-ce un liquide? Nous n'en savons absolument rien. Tout ce que nous savons et que nous savons d'une manière certaine, c'est que les phénomènes qui se produisent dans les corps vivants ne sont nullement explicables par la physique et la chimie ; c'est que la matière est incapable par elle seule d'accomplir les actes merveilleux qui se montrent dans tout ce qui jouit de la vie... (2). »

Ici se placerait naturellement la discussion entre les monodynamistes qui attribuent à l'âme immortelle les fonctions de la vie aussi bien que celles de la pensée, et les duo-dynamistes qui admettent, comme ci-dessus, un principe actif pour chacun de ces deux ordres de fonctions. Mais nous avons démontré ailleurs par des citations textuelles que la formule patho-

(1) *De la doctrine des éléments morbides et de son application à la médecine pratique.* Paris, 1857, tome I, page 20.

(2) *Ibidem*, page 26.

logique et la formule thérapeutique des uns et des autres étant absolument les mêmes, leur dissidence sur le point culminant de la physiologie n'intéresse en rien la science médicale. Nous ne devons donc pas nous y arrêter ici.

« Les organiciens, ajoute M. Quissac, prétendent que la vie est le résultat de l'organisation. Cette assertion est insoutenable... La vie est le résultat de l'organisation ! Mais en quoi consiste cette organisation dans l'ovule de tous les mammifères, des oiseaux, des reptiles, des poissons, alors qu'il va recevoir l'impression du fluide séminal, et alors même qu'il vient de le recevoir? C'est une toute petite masse d'albumine qui, bien qu'elle jouisse de la vie, ne présente absolument aucune organisation, aucune différence essentielle pour ces êtres divers. Et cependant, c'est de cette petite masse d'albumine sans organisation aucune, sans différence appréciable, que va provenir, soit un éléphant, soit une souris, un oiseau, un poisson, un serpent, un homme! Et ce serait de la matière albumineuse qui produirait par elle-même, par sa prétendue organisation, des êtres si divers! Non, mille fois non; la raison se révolte à admettre une pareille supposition (1). »

Si l'on ne peut pas affirmer que la vie soit le résultat de l'organisation, on n'est pas mieux en droit de dire que l'organisation est un effet de la force vitale; vu que partout où la vie se manifeste il existe déjà une matière organisée. L'ovule a déjà un commencement d'organisation, quand il reçoit l'impulsion fécondante du liquide séminal, qui va le faire passer par toutes les transformations de l'espèce à laquelle il appartient. Il y a donc deux facteurs également nécessaires dans toute génération, et cette vérité n'a pas échappé à l'observation des anciens, qui admettaient en principe que toute génération provient d'un mélange. Or, quand deux facteurs concourent à un produit, est-il rationnel de ne tenir compte que d'un seul?

____

(1) *De la doctrine des éléments morbides et de son application à la médecine pratique.* Paris, 1857, tome I, page 26.

Quand l'analyse chimique a décomposé un corps, le chimiste attribue-t-il les propriétés de ce corps à un seul de ses éléments? Non, sans doute : ainsi, quand on eut trouvé que l'eau résulte de la combinaison de l'hydrogène avec l'oxygène, s'avisa-t-on de rechercher auquel de ces deux gaz le composé liquide doit exclusivement ses propriétés? Non certes, jamais les chimistes n'ont agité cette question. Pourquoi donc les médecins s'enquièrent-ils si les fonctions de l'économie procèdent de la force vitale plutôt que de la constitution organique, et *vice versâ*, quand il est avéré qu'elles procèdent de la combinaison de ces deux éléments?

« A quoi tient, dit un peu plus loin M. Quissac, la diversité des tempéraments, sinon à la manière d'être de la force vitale?...

« Les organiciens considèrent les tempéraments comme le résultat de la prédominance de tel système ou de tel appareil d'organes, comme s'il n'était pas plus rationnel de remonter à la cause qui a constitué ces divers systèmes ou appareils. Ils prennent toujours, on le voit, l'effet pour la cause. »

« Les idiosyncrasies ou manières particulières d'être impressionné par les choses extérieures ne reconnaissent encore pour cause que les différences dans la constitution de la force vitale. Ce sont des bizarreries, si l'on peut s'exprimer ainsi, de cette force (1). »

Vous voyez percer ici de plus en plus cette tendance, que j'ai signalée, à ne considérer qu'un seul des deux facteurs de l'économie animale, le facteur dynamique, sous prétexte qu'il est le premier en date, et que tous les actes vitaux sont sous sa dépendance. Mais d'abord est-il sûr que le dynamisme ait été créé avant la matière qui lui sert de *substratum ?* Qui est-ce qui a jamais vu un dynamisme sans substratum, une force sans matière, ou une matière sans propriétés?

Nous sommes donc autorisé à dire qu'une théorie physio-

____

(1) *De la doctrine des éléments morbides et de son application à la médecine pratique.* Paris, 1857, tome I, page 29.

logique qui ne tient compte que d'un seul des deux éléments primordiaux de l'économie animale, ou qui attribue à l'un de ces éléments une prépondérance trop exclusive, est une théorie incomplète, qu'elle soit vitaliste ou organicienne, humorale ou solidiste.

Pathologie. — « L'affection domine toute la pathologie.

« Les formes si diverses que prennent les maladies doivent toujours être ramenées à l'affection.

« C'est sur l'affection que sont prises les indications capitales ; les lésions locales, le siége de la maladie ne donnent que des indications secondaires.

« Or, qu'est-ce que l'affection ? C'est un état morbide général, avec ou sans fièvre, qui a tel ou tel caractère, et qui repose par-dessus tout sur une modification des forces vitales (1). »

Malgré le vague de cette définition, je pense que le lecteur un peu familiarisé avec la langue médicale a déjà compris que, par le mot *affection*, M. Quissac entend ce que les auteurs nomment généralement *diathèse*. Cependant, le mot *affection* a un sens encore plus étendu dans l'ouvrage de M. Quissac que le mot *diathèse* dans la plupart des dictionnaires de médecine.

« *L'élément morbide*, dit-il, ou *l'affection élémentaire*, est un état morbide général simple, avec ou sans fièvre, avec ou sans lésion locale, qui se développe sous l'influence des conditions qui lui sont particulières, possède des caractères qui lui sont propres, offre des indications spéciales *qui dominent généralement toutes les autres indications*, et peut se rencontrer *dans la plupart* des maladies. Ceci est son caractère pathognomonique ».

Notre auteur admet onze affections élémentaires, ni plus, ni moins, savoir :

L'élément fièvre, — l'élément inflammatoire, — l'élément

(1) *De la doctrine des éléments morbides et de son application à la médecine pratique.* Paris, 1857, tome I, page 45.

catarrhal, — l'élément bilieux, — l'élément muqueux, — l'élément adynamique, — l'élément ataxique, — l'élément malin, — l'élément périodique, — l'élément nerveux, — l'élément fluxionnaire.

« Les affections non élémentaires ou subordonnées sont celles qui ne sont pas susceptibles de se présenter *dans la plupart* des maladies, bien que d'ailleurs elles aient des caratères spéciaux et qu'elles offrent des indications qui leur soient propres. Il suffit de nommer l'érésipèle, le rhumatisme, la goutte, les exanthèmes, les scrofules, le scorbut, les dartres, etc., pour savoir ce que c'est qu'une affection non élémentaire. »

« La subordination de ces affections non élémentaires aux affections élémentaires est constante. Si elles existent conjointement, c'est toujours l'affection élémentaire qui fournit l'indication principale. Cette loi pathologique ne souffre que peu d'exceptions ; et c'est pour cela que nous appelons aussi ces affections non élémentaires *affections subordonnées,* tandis que nous considérons les affections élémentaires comme des *affections capitales* (1). »

Ainsi l'érésipèle, le rhumatisme, la goutte, les exanthèmes, les scrofules, le scorbut, les dartres, etc., sont, aux yeux de M. le docteur Quissac, des bagatelles qui méritent à peine qu'on s'y arrête et qu'on daigne y diriger quelque médication. Ce qu'on doit surtout considérer, ce qu'il faut traiter, c'est l'élément fièvre, ou l'élément inflammatoire, ou le catarrhal, ou le bilieux, etc.

Voyons donc en quoi consistent dans une telle doctrine ces éléments morbides si redoutables, si importants :

« L'*élément inflammatoire* (diathèse inflammatoire) a pour caractères principaux : une céphalalgie gravative ; la rougeur vultueuse du visage ; de la soif ; une langue moins large, moins souple, moins humide qu'à l'état normal ; le battement pro-

(1) *De la doctrine des éléments morbides et de son application à la médecine pratique.* Paris, 1857, tome I, page 50.

noncé des carotides ; une légère oppression de la respiration ; la constipation ; des urines rares et rouges ; une chaleur franche et de la sécheresse à la peu ; il a surtout pour caractère principal un pouls, qui, avec plus ou moins de fréquence plus ou moins de développement, est toujours dur, résistant (1). »

Qu'une phlegmasie locale bien déterminée, un phlegmon, par exemple, ou une pneumonie, se présente chez un individu qui réunit les caractères généraux ci-dessus, on dira qu'elle est inflammatoire ; mais si cette même phlegmasie se déclare chez un enfant, un vieillard, un sujet de tempérament lymphatique ou de constitution débilitée, on n'y reconnaîtra plus l'élément inflammatoire ; ce ne sera plus une véritable inflammation.

Ombres de Bichat et de Broussais, vous avez dû frémir dans votre paisible retraite, en apprenant que de semblables hérésies sont professées en plein dix-neuvième siècle au sein d'une Faculté célèbre ! L'entendez-vous ? D'une part, le diagnostic local, sans lequel vous déclariez qu'il n'existe pas de médecine rationnelle, est traité d'indication subordonnée presque nulle ; et l'on prescrit le traitement antiphlogistique avec énergie, sans la constatation d'aucune phlegmasie particulière ! D'autre part, le phlegmon, la pneumonie, ces types de l'inflammation, sont considérés comme non inflammatoires dans une multitude de circonstances !

Ici se manifeste d'une manière frappante l'inconvénient d'envisager un sujet sous un point de vue trop exclusif ; on s'exagère l'importance d'un ordre d'idées, et on néglige un autre ordre d'idées tout aussi important : l'école de Bichat est tombée dans l'excès de la localisation ; celle de Barthez dans l'excès contraire. La première subordonne trop l'état général ou la diathèse à l'affection locale ; la seconde subordonne trop la maladie locale à l'état général.

Je dois dire à l'honneur des vrais praticiens que ces dissi-

____

(1) *De la doctrine des éléments morbides et de son application à la médecine.* Paris, 1857, tome I, page 63.

dences si radicales en théorie s'effacent généralement ou du moins s'atténuent dans la pratique. Il n'est pas de disciple un peu éclairé de Bichat qui ne tienne compte de l'état général ou de la diathèse des malades, ni de sectateur un peu sensé de Barthez qui néglige absolument le diagnostic local. Mais il ne s'agit dans cet examen que des doctrines et de leurs conséquences logiques.

Thérapeutique. — L'ouvrage de M. Quissac ne renferme rien de nouveau relativement aux méthodes thérapeutiques, nous y trouvons la classification de Barthez et de Lordat littéralement reproduite. Cette classification, comme vous savez, divise les méthodes thérapeutiques en *naturelles, analytiques* et *empiriques ;* cette dernière en *imitatrice, perturbatrice* et *spécifique.*

J'ai signalé ailleurs les vices de cette classification d'une manière si claire et si complète que je craindrais d'allonger inutilement cette lettre en revenant sur ce sujet (1).

Un dernier trait qui distingue l'École de Montpellier ; c'est la fermeté, la constance de sa foi médicale provenant de l'uniformité de sa doctrine. Il n'est pas un ouvrage important sorti de cette École, depuis environ un demi-siècle, qui ne porte l'empreinte de la théorie que nous venons d'examiner (2).

§ **III**. — **Faculté de Strasbourg.**

Il est sorti de cette École peu d'ouvrages de doctrine ; mais peut-être la qualité compense-t-elle la quantité. Ce que j'ose affirmer, c'est que le livre du professeur Forget (3) se distingue par une tendance éminemment pratique.

(1) Voyez mon *Histoire de la médecine,* tome II, page 429, ou ma 3ᵉ lettre, § 2, page 45, et ma 7ᵉ lettre, § 1, page 96.

(2) Voyez, parmi les publications les plus récentes, le *Traité élémentaire de pathologie, d'après la doctrine de Montpellier,* par M. le professeur Alquié. Montpellier, 1853-1856, 2 vol. in-8 ; le *Traité d'hygiène thérapeutique,* par M. le professeur Ribes. Paris, 1860, in-8.

(3) *Principes de thérapeutique générale et spéciale.* Paris, 1860, in-8.

L'auteur ne perd jamais de vue cette sentence qui est en tête de son livre et dont personne ne conteste la vérité : « La médecine consiste essentiellement dans l'art de guérir ; toutes les branches de l'art et de la science convergent directement ou indirectement vers la thérapeutique (1). »

Il y a longtemps déjà que j'ai renfermé cette pensée dans un aphorisme que diverses publications médicales ont mis en circulation, sans en indiquer l'origine : *Ars medica est id quod est propter therapeuticen.*

Forget fait ensuite l'éloge de l'expérience qu'il regarde, dit-il, avec Bacon, Sydenham, Fr. Hoffmann, Zimmermann, Murray et tant d'autres illustres médecins et philosophes, « comme le résultat de la connaissance exacte des phénomènes de la nature, et comme la plus haute expression de la science, de la raison et du génie (2). »

J'ajouterai, à l'appui de ces autorités, celle d'un homme qui fut le philosophe le plus profond et le savant le plus universel de l'antiquité : « Il paraît, dit Aristote, que tous les animaux ont reçu de la nature la faculté de sentir et de juger ; mais après que la sensation est produite, les uns en conservent le souvenir, les autres non. Ceux qui ne gardent aucune réminiscence des impressions qu'ils ont éprouvées, n'ont aucune idée des choses au delà de l'impression même qu'ils en ressentent. Ceux, au contraire, dont l'âme retient quelque trace des sensations passées, peuvent, à la suite d'un grand nombre de sensations, raisonner d'après le souvenir qui leur en reste. Voilà comment la mémoire dérive de la faculté de sentir. Le souvenir d'une même chose souvent répétée engendre l'expérience ; et l'expérience, c'est-à-dire toute notion générale qui se fixe dans l'âme relativement à ce qu'il y a de commun entre plusieurs choses, abstraction faite de leurs différences, est le principe de la science et de l'art (3). »

(1) Introduction, page ı.
(2) *Ibidem,* page ııı.
(3) Aristotelis *Analyticorum posteriorum* lib. II, cap. xıx.

Après un coup d'œil superficiel sur l'origine de la science, l'auteur passe à l'exposition de sa théorie, qu'il intitule : *Doctrine des éléments pratiques*, et dont il avoue avoir puisé l'idée mère dans la doctrine des éléments de l'École de Montpellier. Nous dirons en quoi elle se rapproche et en quoi elle diffère de celle-ci, à mesure que nous en ferons connaître les principales dispositions.

« Au point de vue de la pathologie, dit Forget, nous donnons le nom d'élément à tout phénomène entrant dans la composition d'une maladie. Bien que les symptômes constituent les éléments les plus nombreux et les plus importants des madies, les autres parties du drame morbide constituent bon nombre d'éléments d'une grande importance en application comme en théorie : tels sont les causes, la marche, la durée, les terminaisons et mêmes les résultats thérapeutiques (1). »

On voit dès l'abord que le professeur de Strasbourg adopte l'idée première de la doctrine de Montpellier, qui consiste à décomposer la maladie dans ses parties intégrantes ou ses éléments constitutifs. Mais il se sépare immédiatement de cette doctrine par la définition qu'il donne de l'élément. En effet, pour M. Quissac, l'affection élémentaire, c'est la disposition générale de l'économie, la diathèse ; tandis que pour Forget, le mot élément s'applique à tout phénomène appréciable entrant dans la composition d'une maladie.

« Tous ces éléments, ajoute ce dernier, n'ont pas une égale valeur, comme on a pu le croire ; il est des éléments *simples*, tels que la chaleur, le froid, la rougeur... des éléments *complexes*, tels que l'élément inflammation qui comprend les éléments simples : irritation, congestion, infiltration plastique, rougeur, chaleur, tumeur, douleur ; et l'élément fièvre qui comprend les éléments simples : fréquence du pouls, chaleur, continuité, périodicité, etc. Il est des éléments réputés *primitifs*... il en est de *secondaires*...

___

(1) *Principes de thérapeutique générale et spéciale*, 1ʳᵉ partie, chap. 1ᵉʳ, page 27.

« Il est des éléments *propres,* c'est-à-dire qui appartiennent à la maladie même, tels sont la toux, le râle crépitant qui caractérisent la pneumonie. Il en est d'*accessoires* ou *conjoints,* c'est-à-dire sans rapports essentiels avec la maladie principale : tel est l'élément pleurésie compliquant l'élément tubercule pulmonaire ; l'élément endocardite compliquant l'élément rhumatisme, etc. (1).

On voit que, dans cette doctrine, le mot élément comprend la pathologie entière ; symptômes, lésions, maladie, complication, épiphénomène, cause, etc., etc. Quel avantage y a-t-il à n'employer qu'un même nom pour désigner tant de choses différentes ? La langue médicale en devient-elle plus claire, plus précise, plus harmonieuse ? Personne, je présume, n'a une telle prétention ; mais voici l'idée qu'on a eue en donnant à ce nom une extension si abusive :

Le mot élément implique en soi une pensée de décomposition ; or, en transportant ce mot dans la médecine comme expression fondamentale, on a voulu imiter la méthode des chimistes, laquelle consiste à décomposer et recomposer les corps. On n'a pas réfléchi que les éléments chimiques sont fixes, toujours perceptibles ; tandis que les éléments morbides sont tellement mobiles, indéterminés, arbitraires, qu'il est impossible de fonder sur cette base quelque chose de stable : ainsi, F. Bérard, un des principaux promoteurs de la méthode élémentaire, admet trente éléments pathologiques simples (2) ; M. Quissac en fixe le nombre à onze ; Forget en admet une quantité indéfinie.

D'ailleurs, les chimistes ne considèrent une analyse comme parfaite que lorsqu'ils peuvent reproduire par la synthèse la substance décomposée. Or, ce procédé synthétique est généralement impraticable en pathologie ; on ne peut reproduire que dans quelques cas exceptionnels certaines affections contagieuses. Si la méthode des naturalistes appliquée servilement à la

(1) *Principes de thérapeutique générale et spéciale,* p. 27.
(2) *Dictionnaire des sciences médicales,* au mot ÉLÉMENT.

nosologie a des défauts, celle des chimistes, employée d'une manière exclusive, en a bien davantage.

Forget se défend de l'assimilation de sa doctrine à celle de l'empirisme, par cette considération qu'il n'attribue pas une valeur égale à tous les éléments ; qu'il reconnaît la subordination des phénomènes.

« Il suffit, dit-il, de ces quelques définitions pour faire comprendre, dès le début, que notre doctrine n'est pas, comme on l'a dit, la glorification de l'empirisme pur et de la vieille médecine des symptômes ; car nous reconnaissons la subordination des éléments. »

Mais je le demande aux hommes de bonne foi : quelle est la doctrine qui n'admet pas la subordination des phénomènes morbides ; quel est le traité de médecine qui ne reconnaît pas des caractères essentiels, pathognomoniques, et des caractères non essentiels, accessoires, accidentels ? Remontez aussi haut que vous voudrez dans l'histoire des sectes médicales ; lisez l'exposition du système empirique de l'École d'Alexandrie, dans les écrits des adversaires mêmes de ce système, tels que Galien, Celse, Cœlius, Aurelianus, ou mieux encore dans les historiens Daniel Leclerc (1), Curt. Sprengel (2) et autres ; et dites-moi si les Philinus, les Sérapion, les Héraclide ne faisaient aucun choix dans l'appréciation des phénomènes morbides.

La doctrine de Strasbourg se distingue de celle de Montpellier :

1° En ce qu'elle reconnaît un nombre indéfini d'éléments morbides ; tandis que celle-ci ne reconnaît comme tels que certains états généraux ou diathèses ;

2° En ce que les éléments admis à Strasbourg sont toujours des phénomènes sensibles, positifs, incontestables, tandis que quelques-uns de ceux admis à Montpellier sont hypothétiques, vagues et insaisissables.

---

(1) *Histoire de la médecine.* La Haye, 1729, in-4°.
(2) *Histoire de la médecine,* trad. par Jourdan.

« Notre doctrine, ajoute Forget, diffère aussi de celle des *états organiques* d'une (certaine) école de Paris, en ce que celle-ci ne paraît tenir compte que des lésions matérielles, tandis que nous prenons en considération les lésions fonctionnelles elles-mêmes ; non pas que, dans notre pensée, des lésions fonctionnelles existent indépendamment des lésions d'organes, mais parce que, dans la pratique, il est obligatoire de s'adresser directement aux lésions fonctionnelles, lorsque la cause matérielle est inappréciable, ignorée, ou lorsque, cette cause étant connue, nous nous trouvons impuissants à la combattre ; et ces cas sont très-fréquents, ainsi qu'on le verra.

« Mais, dira-t-on, ces tristes imperfections de la science et ces fatales nécessités de l'art ne sont ignorées de personne, et il n'est pas un praticien sage qui, le rationalisme lui faisant défaut, ne se résigne à combattre les maladies par les moyens indirects et empiriques. Oui, sans doute, le praticien se résigne : il le faut bien ; mais il le fait à contre-cœur, en déplorant le sacrifice de ses convictions scientifiques. Il ne voit, n'apprécie que l'élément censé primitif, ce qu'il appelle la nature du mal ; tandis que, dans nos idées, *l'empirisme lui-même devient rationnel ; car il s'illumine de la diversité des éléments des maladies :* et c'est en toute conscience, sans contrainte morale, et par conséquent sans regret, comme sans hésitation, que nous attaquons ces maladies par un autre point que leur élément réputé primitif, lorsque celui-ci se soustrait à nos moyens d'action ; car notre science, d'accord avec la pratique, nous enseigne que la soustraction d'un élément secondaire peut résoudre l'ensemble du mal, à peu près comme la soustraction du moindre élément d'un corps composé peut changer chimiquement son essence. Vous demandez quelle est l'idée culminante qui mérite à notre conception le nom de doctrine ! Eh bien ! La voilà, cette idée : cherchez une autre doctrine qui contienne un principe dominateur plus large, plus vrai, plus fécond (1). »

(1) *Principes de thérapeutique générale et spéciale*, page 35.

A merveille, M. le professeur, on ne saurait mieux raisonner. Continuez de travailler à *rendre l'empirisme lui-même rationnel*, et je vous assure que vous ne perdrez pas votre temps et que vous rendrez un service signalé à la jeunesse studieuse qui suit vos leçons. Je n'ai pas besoin de vous faire remarquer que ce principe dominateur si large, si vrai, si fécond, que vous développez avec tant de sagacité, n'est autre que le vieil adage de l'empirisme dont j'ai entretenu longuement l'Académie dans mon mémoire, et que j'ai représenté comme le fondement de la science et de l'art, *a juvantibus et lœdentibus fit indicatio* (1).

Et voyez comme nos idées se rencontrent, ce dont je me félicite beaucoup, je vous le certifie ; vous dites un peu plus loin : « Il est interdit à l'esprit humain de remonter à l'essence des choses ; il ne nous est donné de connaître que les causes secondes.

« Donc ce que nous appelons la cause première, l'essence, la nature des maladies n'est elle-même qu'un effet.

« Cela est vrai, même des affections les plus simples, des affections traumatiques elles-mêmes. Une plaie étant donnée, présentant les mêmes conditions apparentes, chez plusieurs individus semblables ; chez l'un elle se réunira par première intention, chez l'autre elle suppurera, chez un troisième elle dégénérera en ulcère, chez d'autres elle se compliquera d'érésipèle, de gangrène, d'infection purulente, de tétanos, etc., sans qu'il soit possible, dans beaucoup de cas, de déterminer les causes de ces différences. Cette inconnue, nous

(1) Ceci, comme on doit s'en apercevoir, a été écrit du vivant de Forget. Qu'il me soit permis ici d'exprimer les regrets qu'a causés la mort de cet éminent professeur. Charles-Polydore Forget, ancien chirurgien de la marine, professeur agrégé de la Faculté de médecine de Paris, professeur de clinique médicale à la Faculté de médecine de Strasbourg, à la suite d'un brillant concours en 1832, est décédé le 19 mars 1861, laissant la réputation de professeur habile, de clinicien et de thérapeutiste expérimenté, auquel ses nombreux écrits assignent une place dans l'histoire de la science : c'est une grande perte pour l'école de Strasbourg.

l'exprimons par une autre inconnue, l'idiosyncrasie ou la diathèse que la nature, avons-nous dit ailleurs, a placée au seuil de toutes les maladies, comme pour nous défendre d'en pénétrer la nature (1). »

Ce sont là des vérités que personne ne conteste; que j'ai proclamées en cent endroits, dans mon *Histoire de la médecine*, dans mes lettres, dans mon mémoire à l'Académie, avec moins d'autorité que vous, Monsieur, mais avec autant de conviction.

D'où vient donc qu'étant si d'accord sur les principes, nous différons tant dans les mots? Vous repoussez avec énergie l'accusation d'empirisme; moi je l'accepte pleinement et j'ai intitulé ma doctrine, *empiri-méthodisme*, ou empirisme rationnel. Je vais signaler ici une des causes de cette dissidence, j'y reviendrai plus amplement à la fin de cette lettre.

Après avoir dit qu'il n'existe que deux doctrines fondamentales comprenant toutes les autres, le *rationalisme*, et l'*empirisme*, vous ajoutez : « C'est *par condescendance* pour les idées reçues que nous admettons une troisième doctrine : l'*éclectisme*, qui n'est pas, à vrai dire, une doctrine, puisqu'elle résulte du mélange des autres doctrines. L'éclectisme, au moment où il se prononce sur un fait donné, est actuellement rationaliste ou empirique, selon l'occurrence ; seulement il se réserve le droit d'être l'un ou l'autre à son gré. »

« L'éclectisme est *spéculatif*, alors qu'il est basé sur l'induction pure ; il est *positif*, alors que faisant abstraction de tout système hypothétique, il se résigne à ne voir que ce qui est... C'est l'éclectisme réformé, c'est-à-dire réduit à ses données positives, qui sert de base à la doctrine des *éléments pratiques*. »

Qu'est-ce que c'est donc que l'éclectisme réformé ou réduit à ses données positives, sinon l'empirisme? Voilà ce que vous n'avez pas osé dire *par condescendance* pour les idées reçues, et voilà ce que je n'ai pas fait difficulté d'avouer

____

(1) Chap. ii, page 49.

devant l'Académie. « Si on me demande, ai-je dit à la fin de mon mémoire, pourquoi je n'ai pas donné au système médical que je professe, le nom d'*éclectisme*, qui pourrait lui convenir à certains égards,... je répondrai que la thérapeutique étant le but suprême de la médecine, et mon système ayant pour base l'axiome thérapeutique de l'empirisme, j'ai dû lui donner une dénomination tirée de cet axiome... je n'ai pas cru devoir sacrifier la vérité, l'exactitude de la langue philosophique à un préjugé vulgaire.

Nous lisons un peu plus loin dans l'ouvrage de Forget : « Quoi de plus rationnel que l'axiome : *a juvantibus et lædentibus fit indicatio?* On pourrait appeler l'empirisme l'*ultima ratio* des praticiens, s'il n'y avait pas opposition dans les termes. Ceci nous rappelle l'*empirisme rationnel*, deux mots qui hurlent de se trouver ensemble (1). »

En quoi donc ces deux mots hurlent-ils de se trouver ensemble? Est-ce que tous les écrivains en médecine n'ont pas coutume de les associer? Est-ce que Forget lui-même ne nous disait pas tout à l'heure dans un passage que nous avons cité, que « dans ses idées l'empirisme lui-même devient rationnel? » Je n'insiste pas sur ces contradictions flagrantes, je ferai observer seulement que Forget n'est pas heureux chaque fois qu'il se déchaîne contre l'empirisme, et cela lui arrive fréquemment.

Nature des maladies. — « Qu'est-ce donc que la nature, la cause première, l'essence de la maladie? une inconnue! Donc tout ce que nous pouvons faire, c'est de remonter le plus haut possible, sans nous égarer, dans la filiation des phénomènes, de nous arrêter là où l'observation nous abandonne, de considérer ce point culminant comme la cause des phénomènes ultérieurs; mais tout en lui donnant le nom de *nature* ou de cause première, sachons bien que lui-même n'est qu'un effet (2). »

C'est ce que je ne cesse de répéter sous toutes les formes ;

(1) *Principes de thérapeutique générale et spéciale,* page 59.
(2) *Ibidem,* page 65.

en sorte que je me trouve sur presque tous les points en communion de doctrine avec le professeur de Strasbourg; nous ne sommes en désaccord que sur les noms.

Je continue de citer textuellement : « Personne n'ignore que les noms des maladies exercent la plus grande influence sur l'idée qu'on se fait de leur nature. Pour beaucoup de médecins même, le nom est la maladie tout entière, un être concret, immuable; de sorte qu'il ne reste plus qu'à chercher le moyen également concret et immuable de la guérison. C'est l'empirisme pur (1). »

De quels médecins Forget veut-il parler ici? J'avoue que pour mon compte je ne me suis jamais trouvé en rapport avec des thérapeutes de cette espèce. Cette manière de comprendre et d'exercer l'art de guérir n'appartient qu'aux pharmacopoles, aux somnambules, aux gardes-malades et autres praticiens *ejusdem farinæ*. Mais qu'on veuille bien me citer une secte médicale, ayant nom dans l'histoire, qui ait professé une telle méthode ou pour mieux dire une telle absence de méthode, *et hic erit mihi magnus Apollo.*

Je fais à la doctrine des éléments pratiques un reproche fondamental, celui de n'envisager jamais une maladie ou une médication dans son ensemble, dans son individualité, mais de considérer chacune de ses parties constitutives séparément sans jamais les réunir en un tout par une synthèse mentale : ainsi, pour elle, il n'existe pas de pleurésie proprement dite; mais un point de côté avec toux sèche, dyspnée, fièvre, plus les signes stéthoscopiques. Il n'y a pas de maladie appelée variole; mais ici, une éruption avec fièvre modérée (variole bénigne); là, fièvre forte, suppuration générale de la peau (variole confluente); plus loin, pouls faible, peau froide, pustules livides et avortées (variole adynamique) (2).

On ne peut mieux comparer le sectateur d'une telle doctrine qu'à un naturaliste qui prétendrait ne voir jamais la

____

(1) *Principes de thérapeutique générale et spéciale,* page 61.
(2) Voyez le § *Unité morbide,* p. 69.

fleur du nom de *rose;* mais un pédoncule vert et épineux surmonté d'un calice ovale ou sphérique divisé en cinq découpures concaves, enfermant cinq pétales tantôt blancs, tantôt rosés, de nombreuses étamines, etc., etc.

Voilà pourtant où conduit l'abus de l'analyse ; à ne considérer jamais un objet dans son état concret, mais seulement dans ses éléments constitutifs. Les chimistes dont on a voulu imiter le procédé analytique, ne se contentent pas de l'analyse pour déterminer les propriétés d'un corps ; ils savent qu'un composé jouit souvent de propriétés toutes différentes de celles qu'offre chacun de ses éléments. Ainsi ils se garderaient bien de vouloir déduire les propriétés de l'acide arsénieux de celles de l'oxygène et de l'arsenic métal, les propriétés du tartre stibié de celles de l'acide tartrique, de la potasse et de l'antimoine.

L'analyse est une méthode scientifique très-naturelle, très-bien adaptée à la faiblesse de notre esprit qui ne peut saisir d'un coup d'œil toutes les faces d'un objet, ni à plus forte raison une multitude d'objets à la fois ; mais l'analyse n'est une méthode sûre et complète qu'à condition d'être associée à la synthèse. Aurait-on l'idée d'un homme, si on ne voyait en lui qu'un appareil digestif, un appareil nerveux, un appareil respiratoire, etc., sans jamais le considérer comme une unité indivise et distincte de tous les autres êtres de la création ?

Aux médecins qui n'admettent pas l'unité morbide, il ne faut pas demander de reconnaître la spécificité. Pour eux, celle-ci est un mythe, une fiction. Ainsi, les causes et les maladies généralement appelées spécifiques, telles que les venins, certains miasmes, les virus surtout et les affections qui en résultent n'ont à leurs yeux aucune spécificité, par la raison que les phénomènes ou les éléments qui constituent ces affections n'ont rien de spécial, considérés isolément. Ainsi la variole n'a rien de spécifique, disent-ils, puisque la fièvre qui l'accompagne, se montre à peu près identique dans beaucoup d'autres maladies ; il en est de même de l'éruption qui la caractérise, des phlegmons, de l'adynamie, de l'ataxie qui la compliquent quelquefois ; tout cela se rencontre isolément dans d'autres maladies. La syphilis non plus, n'a rien de spécifique aux yeux de ces médecins ; parce que les sécrétions, les ulcères, les éruptions qu'elle provoque dans les organes génitaux et ailleurs, peuvent exister et existent quelquefois sans elle, ainsi que les exostoses, etc.

Voilà comment raisonnent les partisans exclusifs de la doctrine des éléments morbides. Mais ils ne réfléchissent pas que le mode de production, la marche, la succession, certains caractères particuliers, les terminaisons peuvent imprimer et impriment, en effet, à chacune de ces maladies, une physionomie uniforme qui constitue leur individualité et leur spécificité.

Le même raisonnement s'applique aux remèdes spécifiques : « Un spécifique modèle, dit-on, serait celui qui ne guérirait qu'une seule maladie et la guérirait toujours. Comptez combien nous en possédons de cette espèce (1). »

Je n'hésite pas à répondre : Si c'est là le caractère que vous exigez pour reconnaître la spécificité, je vous assure que vous ne rencontrerez jamais rien de spécifique non-seulement dans les maladies et dans les remèdes ; mais même dans la nature entière. Quelle est la substance animale ou végétale qui soit toujours identique, qui n'ait aucune qualité commune avec d'autres substances congénères et qui ne serve qu'à un seul usage ?

Ce n'est pas d'une manière si absolue que nous entendons et qu'on entend la spécificité. Il est vrai qu'on a beaucoup abusé de ce mot dans l'ancienne médecine ; qu'on avait multiplié outre mesure les maladies et les médicaments dits spécifiques ; mais on est tombé dans un autre excès en prétendant les rayer entièrement des cadres nosologique et thérapeutique.

Pour jeter un peu de lumière sur un sujet si controversé, je ne crois pas pouvoir mieux faire que de rapporter l'opinion d'un écrivain qui s'en est occupé d'une manière toute

____

(1) Forget, *Principes de thérapeutique générale et spéciale*, page 227, et *alibi passim*, particulièrement aux paragraphes *Spécificités morbides, Spécifiques, Syphilis.*

spéciale, et, selon moi, en exact observateur et en fidèle interprète de la nature.

« Les causes, dit-il, spécifiques se reconnaissent aux trois caractères qui suivent :

« 1° Mises en rapport avec l'économie vivante, elles produisent presque constamment leurs effets ;

« 2° Elles provoquent toujours la même maladie;

« 3° Elles ne se confondent jamais entre elles.

« Ce signalement générique s'applique trait pour trait aux virus.

« La constance de leur action étiologique est de notion vulgaire en médecine : c'est elle qui a permis de généraliser l'inoculation de la variole, qui eût bien vite perdu son crédit sans cette certitude expérimentale.

« Voyez la vaccine qui l'a heureusement remplacée. N'est-on pas sûr de la communiquer comme à volonté, et la rareté même des idiosyncrasies réfractaires n'est-elle pas toute en faveur de la règle générale ?

« N'oublions pas que les virus, en tant que causes morbides, agissant *par impression* sur les forces vivantes, ne peuvent avoir la certitude et l'infaillibilité des agents physiques.....

« Les virus sont donc à tous égards des causes spécifiques. Ai-je besoin d'ajouter qu'à la spécificité étiologique correspond la spécificité pathologique, qui n'en est qu'un mode d'expression, et que celle-ci implique à son tour la spécificité thérapeutique? Ce qui revient à dire qu'à une cause morbide spécifique dont on veut corriger les effets, il faut opposer une cause médicamenteuse spécifique comme elle. Le problème de la guérison, qui est le but suprême de la médecine, se réduit donc à un problème étiologique. Il est seulement à regretter que les ressources héroïques qui en donnent la solution soient encore si rares dans l'arsenal de notre art (1). »

Malgré la critique partielle que je viens de faire de la doc-

(1) Anglada, *Traité de la contagion*. Paris, 1853, tome I, page 176.

trine élémentaire de Strasbourg, je répéterai en terminant ce que je disais en commençant, que le livre qui la renferme se distingue par des tendances éminemment pratiques. La comparaison de cette doctrine avec celle des *éléments morbides* de Montpellier me paraît surtout instructive en nous montrant le même sujet envisagé sous deux aspects divers et exclusifs.

Influence des mots. — On pourrait faire un article fort curieux et instructif, à la façon de Michel Montaigne, sur l'influence des mots, en rappelant combien d'hérésies, de dissensions, de persécutions sanglantes sont nées de mots incompris ou mal interprétés ; combien de discussions tantôt sérieuses, tantôt risibles, n'ont pas eu d'autre origine, en médecine et en philosophie. Mais n'allons pas, comme Petit-Jean, parler de toutes choses, à propos d'un chapon. Il ne s'agit, pour le moment, que des mots *empirisme, empirique,* que les médecins emploient à double entente.

Ouvrez le premier venu des dictionnaires de médecine, vous y lirez : L'*empirisme* était un système parfaitement coordonné fondé sur l'expérience et la raison, renfermant les vrais principes de l'art ; l'*empirique* est un ignorant qui administre des drogues au hasard, par routine, sur la simple indication du nom de la maladie.

Vous savez comment cette double signification s'est introduite dans la langue médicale. J'ai déjà dit (1) que les premiers empiriques étaient des praticiens d'une haute réputation, d'une science reconnue ; et que, plus tard, des ignorants qui n'avaient du médecin que le nom, s'intitulèrent empiriques pour couvrir leur ignorance d'un vernis de secte médicale. *Indè iræ,* de là, le déchaînement de beaucoup de médecins contre l'empirisme et les empiriques ; de là, la répugnance qu'éprouvent à se dire empiriques ceux-là même qui professent les principes de l'empirisme, de peur qu'on ne les confonde avec les mauvais, les pseudo-empiriques.

Nous avons vu Forget donnant à sa doctrine philosophique

____

(1) *Histoire de la médecine,* et alibi passim.

le nom d'éclectisme, *par condescendance*, tout en adoptant les dogmes de l'empirisme pur, et en reconnaissant que l'éclectisme n'est pas une doctrine proprement dite. J'ai cité des exemples pareils dans mes lettres précédentes ; en voici un non moins remarquable que je choisis entre quantité d'autres.

Un professeur de clinique qui, dans ses écrits, dans ses discours devant l'Académie, a émis maintes fois des maximes d'un empirisme très-radical, s'exprime ainsi dans un ouvrage qui obtient un grand retentissement parmi le monde médical : « Je vous ai dit, Messieurs, que la plupart des faits thérapeutiques procédaient de l'empirisme, mais j'ai eu soin de vous faire comprendre que si le fait primordial était purement empirique, les conséquences appartenaient à l'intelligence du médecin qui sait les trouver... L'empirique peut guérir un accès de fièvre, au médecin il appartient de guérir la fièvre. Au médecin il appartient de faire un diagnostic impossible à l'empirique. Savoir qu'un malade a chaque jour un paroxysme fébrile commençant par du frisson et suivi de chaleur et de sueur, c'est là une notion d'une vulgarité extrême, ce n'est pas un diagnostic ; mais savoir que ce paroxysme n'est pas lié à une phlegmasie cachée, à une suppuration profonde, à une disposition toute spéciale du système nerveux, si commune chez certaines femmes ; savoir qu'elle est bien l'expression de l'influence exercée par le miasme palustre ; c'est là une notion fort complexe qui ne peut être que du domaine du médecin... (1). »

Si l'empirique n'est pas médecin, d'après la distinction un peu nébuleuse de M. Trousseau, qu'est-il donc ? Il est probablement le *je ne sais quoi* de M. Bouillaud. Lorsqu'un professeur de clinique a prononcé de tels oracles, comment voulez-vous qu'un élève aille perdre son temps à étudier le système de l'empirisme, « ce système le plus profondément médité qui ait jamais paru en médecine et qui mérite le plus d'être étudié

(1) Trousseau, *Clinique médicale de l'Hôtel-Dieu de Paris*. Paris, 1861, Introduction, pages xxiv et xxvii.

avec soin ; celui dont la méditation promet à l'esprit philosophique les résultats les plus utiles et les plus féconds, et peut
le mieux servir dans la recherche des méthodes propres à assurer les progrès futurs de la médecine (Bérard). »

Non, certes, l'élève ne se donnera pas la peine de chercher
à démêler ce qu'il peut y avoir de bon, de profitable dans
une doctrine que son professeur lui aura dépeinte sous des
traits si noirs. Il se contentera de répéter les paroles dédai-
gneuses du maître, jusqu'à ce qu'une longue fréquentation
des malades et la lecture de l'histoire, si tant est qu'il la lise,
lui aient dessillé les yeux. Mais alors il aura un public à ména-
ger, et il se bornera à honorer l'empirisme *in petto,* tout en
déblatérant contre les empiriques.

Car ainsi que le dit Forget, « rien n'est plus commun
dans le monde, et même dans le monde des savants, que de
se payer de mots et de se piquer de comprendre tout ce qui a
nom dans la langue. Chacun sait et répète partout que les
mots bien définis sont la base de toute science bien faite. Nonobstant, l'esprit humain pousse sa pointe sans trop se soucier
d'assurer sa marche, et une erreur acceptée par la voix
commune, prend racine à l'abri de la nonchalance humaine
qui s'arrange si bien des opinions toutes faites (1). »

(1) *Principes de thérapeutique générale et spéciale,* page 64.

FIN.

CORBEIL, typogr. et stéréot. de CRÉTÉ.

www.ingramcontent.com/pod-product-compliance
Ingram Content Group UK Ltd.
Pitfield, Milton Keynes, MK11 3LW, UK
UKHW021019140726
13695UKWH00001B/358